樊哥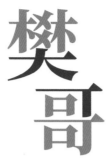

聊皮肤

皮肤科医生的护肤课堂

U0251199

樊一斌　主编

同济大学出版社·上海

编委会成员名单

序

爱美之心，人皆有之，古今中外，概莫能外。

早在两千多年前，古希腊哲学家亚里士多德曾对弟子们说："俊美的相貌是比任何介绍信都管用的推荐书。"在中国古代，就有四大美女的传说以及"回眸一笑百媚生"的千古佳句。

随着生活水平的提高，人们对"美"也有了更高的追求。皮肤覆盖于人体表面，是人体的天然外衣。健康的皮肤不仅能完成复杂的生理功能，还能直接体现人体美感，能使人容光焕发，富有活力。健康完好的皮肤是保护内脏器官的第一道屏障，然而各类皮肤问题总是困扰着人们。

面对外界的各种不良因素，皮肤很"坚强"，也很"脆弱"。人类几百万年的进化，让皮肤有了抵御普遍性破坏因素的能力。但是，如果破坏性超过一定的程度，无可避免地，皮肤也会"受伤"，所以我们必须精心地呵护它。因为皮肤状态的好坏，直接决定了你看起来是"容光焕发"还是"无精打采"。至于如何好好呵护皮肤，你可以在这本书中找到答案。

如何打造健康美丽的皮肤大有学问。随着护肤品行业的飞速发展，市场上护肤品越来越多，各种护肤方法、概念、"种草"文章也越来越多，然而，人们的皮肤是越来越好吗？并没有。反倒很多人护肤品越用越多、越用越贵，皮肤却越来越糟。放眼望去，身边人出现皮肤问题的越来越多，比如反复发作的痘痘和敏感皮肤问题。为什么会造成这样的结果呢？因为大部分人都相信，当皮肤出现问题的时候，就应该使用护肤品来解决。于是问题不断，护肤品也越用越多。

在这个信息媒介如此发达，以至于可以说是"信息爆炸"的时代，如何拥有一双火眼金睛来识别哪些信息有科学意义，哪些信息没有科学基础，这非常重要。不然就会被诱人的广告误导，有时候花了钱，用了"高档"化妆品，却事与愿违，甚至导致不良后果，比如，引起皮肤屏障受损或导致相关皮肤病。因此，我们需要专业医生对大众的指导。

本书主编樊一斌是一位年轻有为的皮肤病学博士，有着深厚的皮肤科学理论基础和丰富的临床经验，而且乐于交流、热心大众科普和教育，坚持不懈地通过微信公众号、今日头条、抖音等新媒体平台传播皮肤科知识，深受大众的欢迎和喜爱。

如今，皮肤问题不再只是一个面子问题，它已成为一个健康问题。这个时代的大众希望获得实实在在的解决方案。正确的护肤知识和功效性的护肤产品可能形成共识性趋势。本书是樊一斌博士精心编写的基于循证医学的科普读物，在确保内容专业科学的基础上，尽量使用了通俗易懂的语言。无论你是护肤"小白"还是"成分党"，都可以轻松阅读本书，并在这里找到你想了解的内容。

2022 年 1 月

前言

//

　　皮肤是人体最大的器官，也是人体的第一道防线。随着科技和时代的进步，大众的经济水平不断提高，不仅对衣食住行有更高的要求，同时也越来越注重"面子"问题。健康的皮肤是美好形象的关键部分，大家都渴望拥有美好的皮肤。也正是这种心理容易被现在社会上一些不良商家利用，使越来越多爱美人士误入歧途，从而离变美越来越远。

　　樊哥作为一名从事皮肤科医学工作十余年的专业医师，对医学美容抱有极大的兴趣和热忱，也有幸能借助短视频平台向大家传播正确护肤的理念及护肤的相关专业理论知识。在此过程中也帮助众多粉丝解决过各式各样的"面子"问题，重新燃起了他们对容貌的自信以及对美好生活的向往，同时也获得了大量粉丝对樊哥专业知识的信任。时常有粉丝向我反馈，希望我能够系统地将护肤相关专业知识整理成书，帮助他们正确护肤，少走弯路。开始我还有些犹豫，不断思索如何构建全书的框架才能使缺乏皮肤专业知识基础的朋友们能够容易理解并应用于实际生活，最后在团队成员的支持下形成了本书的框架，并对文章内容反复梳理，才有了此书的最终呈现。

　　本书主要是帮助大家对皮肤问题树立正确的认知，并使用正确有效的方法去解决。书中总结了临床工作中经常遇到的患者对皮肤问题的认知误区，介绍了当前大家比较关心而且热门的医美技术如刷酸、光子嫩肤、水光针等，强调了使用这些技术的注意事项，避免大家"踩雷"，把钱用在刀刃上。当然，樊哥特别在此书中为大家带来了满满福利，既有针对不同年龄段的护肤干货，也特别强调了一直给粉丝们推荐的"早胺晚酸"的护肤组合，即早上使用含有烟酰胺成分的护肤品，辅助对抗紫外线、控制面部油脂分泌、美白淡斑，晚上使用含有酸类成分的护肤品，比如低浓度 A 酸类（A 醇、A 醛、A 酯）、果酸、水杨酸等，从而改善皮肤粗糙、淡化稳定期的色素斑，刺激真皮胶原，延缓皮肤衰老。坚持"早胺晚酸"，冻龄变美真的不难。

在此特别感谢团队同事们以及上海美亿德玛生物科技有限公司对本书编写的支持和帮助。樊哥也真心希望这本书能浅显易懂地表达清楚皮肤相关专业知识，使各位爱美人士在仔细阅读完这本书后能够树立正确的护肤理念，从而拥有健康的皮肤，在人群中脱颖而出！

樊一斌

2022 年 1 月

目录

第一章

樊哥带你
了解自己的皮肤

第一节 "肌肤"还是"皮肤"？皮肤的真正结构

"肌肤"，按辞典来解释，是肌肉和皮肤的意思。其实，"肌肤"一词自古有之，除了肌肉和皮肤之意，也有其他含义，比如肌肤之亲，特指亲密的男女关系。而近年来，"肌肤"的说法主要流行于医疗美容（简称"医美"）界，用"肌肤"代替"皮肤"，虽听上去更有韵味但失去了其原有的意思，仅仅指"皮肤"。只不过目前"肌肤"成为了一个约定俗成的名称，在医美界，大家也就逐渐默认了。

皮肤是人体最外层的组织，健康的皮肤不仅能够抵御风吹日晒，还能给人带来视觉上的美感。

但你真的了解皮肤的结构吗？了解皮肤的层次吗？

表皮的新陈代谢更替周期是多久？

所谓的皮肤屏障是什么？是否听说过"砖墙结构"？

在这里，有些小伙伴会认为这些专业知识就该交由专业人士去掌握，自己只要知道怎么护肤就够了，这种想法简直大错特错！只有了解了皮肤结构，才能找到自己皮肤问题的根源和发生机制，从而及时采取有效的方式去解决问题，才不容易被带偏。

下面就让我们共同走进皮肤的世界吧！

1. 皮肤是一种器官，而且是全身最大的器官，其重要性不亚于肝、脾、胃

皮肤的质量约占人体总体重的 16%；成人体表皮肤的面积为 1.5 ～ 2.0m²；不同部位皮肤的厚度有所差异，厚度范围为 0.5 ～ 4mm，其中眼周、外阴、乳

房部位最薄，约 0.5mm，后背皮肤最厚，可达 4mm，俗话说的"脸皮薄""虎背熊腰"不是没有道理哦！

2. 皮肤分为表皮层、真皮层、皮肤附属器和皮下组织

（1）表皮层

表皮层由角质层、透明层（部分部位）、颗粒层、棘层、基底层组成，表皮层成分包含角质形成细胞、黑色素细胞和朗格汉斯细胞等。

角质形成细胞是构成表皮最主要的细胞，来源于表皮基底的干细胞群。基底层中的"皮肤干细胞"负责细胞分裂，不断提供新生的角质形成细胞，向角质层不断分化，逐渐形成棘层、颗粒层、角质层，也就是说表皮层是细胞由下向上地分化形成的。在这个过程中，细胞内水分是逐渐减少的，到达角质层时水分已经很少了，一般只有 10% ～ 20%。角质层虽然水分少，但作用可不小，它可以依靠细胞间紧密的连接来减少水分的丢失，发挥屏障作用，一旦这种屏障作用遭到破坏，经皮肤丢失的水分会增多，皮肤会出现干燥、脱屑等症状，也会引起其他损害，这个后文还会有详细介绍。

黑色素细胞位于基底层，具有生产和加工黑色素的能力，在保护皮肤免受紫外线损伤中（包括光老化）发挥着重要的作用。一般 1 个黑色素细胞对应 36 个角质形成细胞。黑色素合成后，以黑素小体的形式通过分泌和吞噬转移至附近的角质形成细胞，并定位于其细胞核内，随着角质形成细胞的分化，向上接近表皮层浅层，最终均匀分布于表皮层。

朗格汉斯细胞是免疫细胞，具有将复杂的抗原性物质分解为肽类的能力，同时，它可以从皮肤游离至局部淋巴结，发挥着抗原提呈的作用。它的作用是监视外来有害微生物和其他有害物质，诱导机体产生免疫反应来抵御有害微生物。

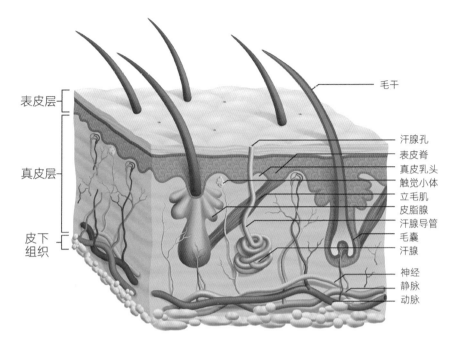

人体皮肤解剖结构

（2）真皮层

真皮层来源于中胚层，比较出名的水光针注射治疗又被称作"中胚层疗法"，其实就是将各种保湿或营养成分（比如透明质酸）注射到这个部位，来达到滋润皮肤的效果。

真皮组织属于不规则的致密结缔组织，是整个皮肤的支撑结构，主要由胶原纤维、网状纤维、弹力纤维、细胞和基质组成。如果缺少这些组织成分，皮肤就可能会塌陷，比如面部老化或者部分凹陷性瘢痕，就是部分纤维组织或皮下组织缺少导致的。

真皮层从上到下分为乳头层和网状层，但二者分界并不明显。乳头层包含丰富的毛细血管、毛细淋巴管，以及游离的神经末梢，表皮的水分和营养大部分是由乳头层毛细血管提供的。网状层内有致密的纤维和较大的血管、淋巴管、神经和皮肤附属器。

基质，是细胞和细胞之间的填充物，主要成分是黏多糖（包括透明质酸等）、水、电解质和血浆蛋白等。基质是一种具有许多微空隙的立体分子筛结构，这种结构允许小分子物质如水、电解质、营养物质和代谢产物通过。同时，透明质酸也是通过这种结构发挥吸水以及填充功能的。正是透明质酸强大的吸水能力，使它成为保湿护肤品的主要成分。1g 的透明质酸可以吸收 1000g 的水分，相当于有 1000 倍的吸水能力。但是皮肤透明质酸会随着年龄的增大而逐渐减少，婴儿期含量最高，25 岁之后代谢加速，数量加速减少，到 60 岁时其数量可能只有婴儿期的 25%。透明质酸减少导致皮肤含水量下降，就会出现各种各样的皮肤问题，比如皮肤干燥、晦暗、弹性降低、皱纹增多、皮肤粗糙等。所以，想延缓皮肤衰老，真正的护肤至少从 25 岁就得开始了，而且是一种长期、持续的行为。

真皮层中的细胞主要有成纤维细胞、肥大细胞、组织细胞、淋巴细胞等，这里就不过多介绍了。

（3）皮肤附属器

皮肤附属器也是皮肤的一部分，包括毛发与毛囊、皮脂腺、汗腺和甲等，这可能与我们传统的观念不太一样。

毛发其实是由角化的表皮细胞形成的，分为长毛、短毛及毳毛。头发、胡须、腋毛等属于长毛，眉毛、睫毛、鼻毛等属于短毛，而其他部位的毛发，如汗毛，则属于毳毛。毛囊是表皮下陷形成的，位于毛根下端呈球形膨大的部位是毛发及毛囊的生长中心，其中含有黑色素细胞，可以分泌黑色素。所以，毛囊移植除了治疗脱发以外，也可以用于白癜风患者皮肤的复色。

皮脂腺分布于除掌跖和指（趾）屈侧外的所有皮肤，皮脂腺分泌皮脂润滑皮肤和毛发，受雄激素水平调节，因此青春期更活跃一些，它也是青春痘的罪魁祸首。

汗腺包括小汗腺和大汗腺，小汗腺有分泌汗液和调节体温的作用；大汗腺主要分布于腋窝、乳晕、脐窝、肛门及外阴等处，可以分泌乳状液。新鲜的汗液其实是无臭味的，但这些部位潮湿易出汗，滋生细菌，大汗腺分泌物排出后会被细菌分解，继而产生臭味，腋臭等就是由此而产生的。减少臭味的方法主要是减少汗液分泌，同时杀菌，比如使用止汗剂、注射肉毒素阻断神经递质传递从而减少分泌物、微波治疗破坏汗腺等都是治疗腋臭的方法，这些治疗方法因无创或微创而深受欢迎。

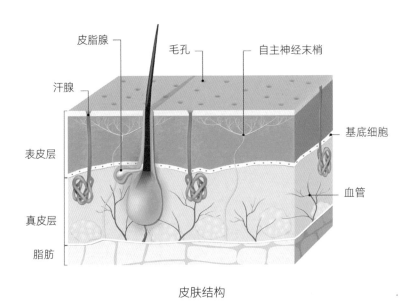

皮肤结构

指甲，其实是由多层紧密的角化细胞构成的，结构和表皮的角质层类似，只不过指甲中的细胞层数更多。甲板下皮肤称甲床，甲根下的甲床称甲母质，是甲的生长区，甲的生长全靠它。指甲的生长速度是 1mm/ 日，而趾甲的生长速度略慢，相当于指甲的 1/3 ～ 1/2。

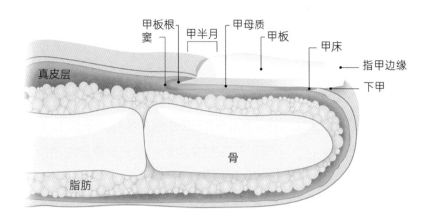

甲解剖结构

（4）皮下组织

皮下组织不仅包括脂肪、肌肉，还包括血管、神经、淋巴管等，其中脂肪和肌肉是医美界出现频率最高的词汇。脂肪组织除了在保温、组织支撑、缓冲外力冲击、保护内脏中发挥作用，更是在身体塑形中占据着重要位置。作为一个特殊的存在，人们对于脂肪可谓"几家欢喜几家愁"。"胖纸们"要去除下巴、腹部、腰部、大腿的"多余"脂肪，所以才有了抽脂术、溶脂术等美容项目；而对"前凸后翘"的追求以及改善面部凹陷的美容需求催生了自体脂肪填充术等美容修复手段。因为脂肪组织在身体不同部位的分布会影响身体的美感，恰当的脂肪分布才会有"凹凸有致"的迷人曲线，但也还请各位根据自身情况"量体裁衣"，自然美也是一道美丽的风景线。然而，现代社会人们普遍追求以瘦为美，许多人将减肥作为自己生活的目标，甚至乐趣，一味追求骨感美。但凡事都有一个度，切不可因瘦变了形、毁了胃、坏了身体，让皮肤失去了弹性及质感就有些得不偿失了。

肌肉可以在面部表情的变化中发挥作用，但抬头纹、鱼尾纹以及咬肌肥大等问题的出现，除了皮肤老化等因素之外，肌肉的过度活动也参与其中，所以有些人通过注射肉毒素改善这些情况。

3.表皮的更替周期及砖墙结构

（1）表皮的更替周期

世间万物都不是一成不变的，皮肤也不例外，也处在不断更新的状态，有自己的生长周期。角质形成细胞由基底层移行至颗粒层需要 14 天，由颗粒层移行至角质层需要 14 天，所以角质形成细胞由基底层移行至角质层一共需要 28 天，这段时期称为表皮的更替时间或通过时间。

这个周期对于护肤、用药及治疗有重要意义，不管是哪种情况，都要尽可能地不破坏皮肤的更替周期，否则会影响到皮肤的代谢，导致皮肤受损。比如刷酸或光子治疗的频率一定要控制，间隔最好不短于 4 周，否则会影响到皮肤的自我修复。

（2）表皮的砖墙结构

皮肤屏障由皮脂膜和角质层组成。

皮脂膜主要是皮脂和水分（主要是汗液）的混合体，其中最主要的是皮脂成分，包括甘油三酯、角鲨烯等。目前化妆品里的很多成分是模仿皮脂膜的，涂抹之后也会形成保护层，减少水分丢失。

"砖墙学说"理论由美国学者伊莱亚斯（Elias）提出，主要是指角质层由角质细胞和细胞间脂质组成，其结构类似砖墙，角质细胞像是砖墙结构中的"砖块"，而细胞间脂质则是连接角质细胞间的"水泥"或者叫"灰浆"。细胞间脂质主要由神经酰胺、胆固醇、游离脂肪酸等成分组成，其中神经酰胺的含量最高，也是最重要的成分之一，许多修复面膜中喜欢添加神经酰胺就是这个原因。

"砖墙结构"就像城墙一样保护着我们的皮肤，它可以有效地防止水分丢失、减少紫外线损伤、抵御细菌等病原微生物侵袭等。如果其中任何成分出现损坏，比如皮脂膜（保护膜）缺失、角质层（"砖"）破坏、细胞间脂质（"灰浆"）丢失，那么"城墙"就可能会倒塌，它的功能就会出现障碍，导致一系列症状，比如皮肤干燥、对光敏感，进而出现一系列皮肤炎症等。

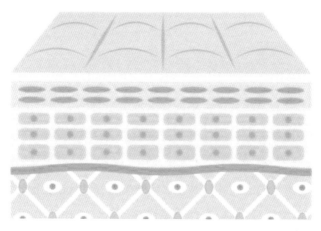

砖墙结构

第二节　皮肤对我们有多重要？皮肤的生理功能

皮肤复杂的结构决定了其多样的功能，而了解这些功能是科学护肤的前提，下面就为各位小伙伴一一介绍皮肤的各大功能。

1.屏障功能

皮肤最主要的功能当数屏障功能，说得通俗一点，皮肤就是一副盔甲，可以抵御外界环境的变化，保护我们不被侵害。而发挥屏障功能的基础就是之前所说的"砖墙结构"。

一旦皮肤屏障受损，也就是皮脂膜和角质层受损，城墙结构坍塌，经皮肤的水分蒸发就会增多，皮肤容易干燥，甚至转变成敏感性皮肤（敏感肌）；同时对外界各种刺激的抵御能力下降，比如对紫外线抵抗力差导致色斑，对病原微生物的屏障作用减弱容易导致痤疮或毛囊炎。

2.感觉功能

皮肤中有丰富的神经纤维末梢网和各种感觉神经末梢，可以帮助我们感知各种外界刺激，比如冷热、痛痒等，外界一旦有风吹草动，它就会给我们通风报信。当皮肤出现炎症或其他不良刺激使皮肤屏障受损时，感觉神经接受到这些刺激后会传送给我们的大脑，进而出现相应的异常状况，比如皮肤干燥紧绷、瘙痒、灼热、刺痛等。这些异常信号会使我们对外界刺激作出反应，减少接触类似的有害刺激（如不当的护肤品、药物或者过度的医美治疗），从而减少异常情况的出现。

3.体温调节功能

体温的调节中枢在大脑，但皮肤可以在大脑的控制或协调下，通过汗液挥发、调节血流速度等方式在体温调节中发挥作用。比如，外界温度下降时，出汗减少、血管收缩，散热就减少了；反之，汗液增多，血管扩张，散热加速。

4.分泌和排泄功能

经皮肤分泌和排泄的物质除了汗液和皮脂外，还有氯化钠（NaCl）等盐分。排汗可帮助维持体温恒定；皮脂主要由甘油三酯、蜡脂、角鲨烯和胆固醇等组成，具有润肤、防止皮肤干裂等作用；排出 NaCl 等盐分则有助于维持体内电解质平衡。

同时，汗液可以和皮脂混合，在皮肤表面形成一层弱酸性乳状脂膜。乳状脂膜不但可以抑制一些细菌生长，也会覆盖皮肤表面，对皮脂腺的分泌和排泄形成一种反向作用，以减缓皮脂腺的分泌和排泄。当皮肤油脂分泌过度旺盛时，一般建议选用氨基酸洁面乳清洁，其对乳状脂膜的破坏较小；若使用碱性特别强的清洁用品（比如皂基洗面奶、肥皂）洗头洗脸，乳状脂膜受到破坏，反向作用减轻或消失，皮脂腺就可能会反弹性地分泌，有些人的皮肤越洗越油就是这个原因。

5.吸收功能

护肤品和外用药物治疗的起效都建立在皮肤的吸收功能之上，其中经角质层、毛囊、皮脂腺、汗腺吸收是主要途径。完整的皮肤其实只能吸收少量水分和气体，一般水溶性物质是不易被吸收的。其次，不同部位的皮肤吸收能力有很大的差异，主要跟该部位皮肤的厚度，特别是角质层的厚度、完整性及通透性有关，按吸收能力由强到弱依次为：阴囊 > 前额 > 大腿和上臂 > 前臂 > 手（脚）掌。这对于我们日常的护肤和用药都有指导意义，比如前额做激光治疗时要控制能量，用药时强度要弱一些，否则过度吸收能量或药物会导致一些不良反应；相反，手掌和脚掌部位则需要加大强度。

皮肤不同部位吸收的成分也不同。其中角质层主要是吸收水分，吸收的程度跟水合程度有关，比如封包可以增加水合程度，药物封包后，吸收程度可提高 100 倍；毛囊和皮脂腺主要是吸收脂溶性物质，比如脂溶性激素、维生素和油脂类物质（羊毛脂、凡士林、植物油等），这些也是很多护肤品或药物的添加成分。此外，很多不合格护肤品里有添加重金属，比如砷、汞、铅，它们可与脂肪酸结合形成脂溶性化合物而被皮肤吸收。

另外，药物的剂型也会影响吸收。粉剂中的药物很难被吸收，比如炉甘石洗剂，主要有收敛作用，因为不能被吸收，安全性很高，孕妇、哺乳期女性也可以使用。水溶液中的药物也很难被吸收，有时需要添加其他有机溶剂，比如二甲基亚酚、丙二醇（国内生发药物米诺地尔中的溶剂）等，只是这类溶剂会刺激小部分人的皮肤，使用时要注意观察是否有不良反应。霜剂可被少量吸收，皮损轻微时可以使用。软膏和硬膏可促进吸收，其基质分别为油脂、树胶、树脂类成分，因而利于药物吸收，主要用于慢性湿疹、银屑病等疾病。

不同环境下，皮肤的吸收功能也不同。环境温度升高可使毛细血管扩张、血流速度变快，加快组织的代谢，从而使皮肤的吸收能力增强。环境湿度提高时，皮肤（主要是指角质层）水合能力增强，细胞含水量升高，则吸收能力有所下降。反之，吸收能力增强。

6.代谢功能

皮肤内的含水量较高，是身体储存水分的重要器官，可以补充血容量；除此之外，皮肤内还有糖、脂类、蛋白质等三大代谢物质。另外，皮肤中含有多种电解质，比如钠、钾、钙、镁、铜、锌等，也参与机体电解质的代谢，这里就不一一叙述了。

7.免疫功能

皮肤也是有"免疫力"的，免疫力又称为免疫功能，皮肤的免疫功能离不开免疫细胞和免疫分子。

比如，位于表皮的巨噬细胞（朗格汉斯细胞）可以吞噬表皮的抗原物质，刺激机体细胞产生免疫应答。肥大细胞位于真皮毛细血管周围，表面有 IgE 受体，可以释放组胺等活性物质，参与皮肤 I 型变态反应，比如荨麻疹的产生就与其相关。组胺释放发生于多种过敏性皮肤疾病中，临床常用氯雷他定、西替利嗪、依巴斯汀等抗组胺药物治疗多种皮肤过敏性疾病。角质形成细胞可以通过 MHC-II 类分子产生多种细胞因子，包括白介素、肿瘤坏死因子等来参与皮肤免疫应答，银屑病可能跟这些因素有关。

第三节　皮肤的类型

为什么有的人永远晒不黑，而有的人一晒就黑？根据对日晒的反应可以划分不同的皮肤类型，此外还有其他分型方式。

1. Fitzpatrick分型

经典的 Fitzpatrick 皮肤分型依据皮肤在一定剂量的日光照射后是否灼伤或晒黑，将皮肤分为以下六型，它也是光电治疗的参考标准。

Ⅰ型：总是灼伤，从不晒黑；

Ⅱ型：总是灼伤，偶尔晒黑；

Ⅲ型：有时灼伤，有时晒黑；

Ⅳ型：很少灼伤，经常晒黑；

Ⅴ型：从不灼伤，经常晒黑；

Ⅵ型：从不灼伤，总是晒黑。

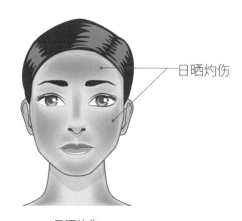

日晒灼伤

日晒灼伤

因为 Fitzpatrick 分型主要是根据皮肤对日光照射后的反应来判断的，所以跟皮肤的黑色素含量有关。一般认为，白色人种皮肤基底层黑色素含量少，容易灼伤，皮肤属于Ⅰ、Ⅱ型；黄色人种皮肤基底层黑色素含量中等，属于Ⅲ、Ⅳ型；棕色、黑色人种皮肤基底层黑色素含量最高，属于Ⅴ、Ⅵ型。

各种祛斑激光治疗的靶点是黑色素，都要根据皮肤类型选择仪器和参数。同时这种分类对于指导化妆品选择，特别是防晒霜选择有重要作用，Ⅰ、Ⅱ型皮肤应该选择防晒指数最高的防晒产品。

2.根据水油比例分型

根据皮肤角质层的含水量和皮脂腺分泌的情况，可以将皮肤分为四类。

（1）中性皮肤：是最健康的皮肤类型，也是最理想的皮肤类型。这种类型的皮肤水分和皮脂分泌均衡，皮脂膜呈弱酸性，pH 值为 4.5～6.5，皮肤既不干燥也不油腻，表面光滑细腻，毛孔细致，皮肤富有弹性，耐晒，不敏感，不易出现皱纹。

但中性皮肤可能会随着季节和环境的变化而改变，夏季会趋向于油腻，冬季会趋向于干燥；寒冷多风时容易干燥，潮湿闷热时容易油腻。因此，护肤品应根据季节和环境变化来选择，比如夏季或潮湿闷热时用清爽类，冬季或寒冷多风时用滋润类。平常注意饮食均衡、适当运动、睡眠充足、及时补水，注意防晒等基本保养。

如果你是此型皮肤，恭喜你啦，你是很幸运的，周围人会向你投去羡慕的目光。但一定要精心呵护，切不可过度护理，如果处理不当，过度去角质和皮脂，皮肤出现问题不及时护理，就可能会向干性或混合性皮肤发展，一定要记住科学护肤。

（2）干性皮肤：此类皮肤油脂分泌少，角质层含水量少，皮肤干燥无光泽，毛孔细小而不明显，但易产生细小皱纹（比如眼周），毛细血管浅，易破裂，对外界刺激（理化因素、紫外线、粉尘）较敏感，易发红，pH 值 >6.5。皮肤容易干燥，比如眼角和两颊容易脱屑，化妆时容易卡粉。

干性皮肤护肤时以保湿为主，尽量用温水净面或使用含氨基酸等表面活性成分的洁面乳，兼具保湿功能的更好；不能使用皂基洗面奶或肥皂；应使用含滋润成分较多、保湿效果好的护肤品，最好是保湿霜。

干性皮肤既与先天性因素有关（与基因相关），也与环境（风吹日晒）或外界刺激（过度清洁）有关。此外，部分皮肤病也会导致皮肤变干，比如特应性皮炎。这类皮肤要格外注意护理，加强保湿，护理不当容易变成敏感性皮肤。

（3）油性皮肤：此类皮肤油脂分泌旺盛，俗称"大油田"。尤其是前额、鼻部和口周等面部 T 区皮肤，毛孔易粗大，皮肤油腻光亮但肤色偏深，皮肤粗糙，但不易起皱纹，皮肤弹性足，pH 值 <4.5。因皮肤油腻、毛孔粗大，易粘附粉尘和污物，堵塞毛孔，导致黑头、痤疮。因肤色偏深，此类皮肤对外界不敏感，不易出现过敏症状。

此型皮肤常见于青春期人群，但也受体质、内分泌（雄激素升高）、环境、饮食（油炸、甜腻食物）等因素影响。

油性皮肤选择护肤品时，可以适当使用泡沫型洗面奶，以使用后皮肤无紧绷感为宜；适当选择有收敛作用的爽肤水收缩毛孔；保湿产品以清爽不油腻的乳液为主。

油性皮肤人群痤疮、脂溢性皮炎等疾病的发病率会高一些，而且肤色偏深。此类型皮肤虽然总是表现为"大油田"，但是油性皮肤人群往往皮肤质地更好，不容易出现老化，更显年轻。

（4）混合性皮肤：兼具油性皮肤和干性皮肤的特点，不同部位表现不同，面部 T 区（前额、鼻部及周围、口周）皮肤呈油性，其余为干性，大多数中国人属于此类。有些人的皮肤可能以前属于油性或干性，随着年龄、环境、饮食、护肤等改变而转变为混合性皮肤。

混合性皮肤最常见的问题是夏季面部 T 区容易冒油，冬季其他部位易干燥、脱屑。护肤品应根据部位来选择，面部 T 区可以用一些酸类、控油类护肤品；在干燥的冬季用保湿的乳液来加强保湿，特别是面颊部位一定要加强。

此类型皮肤更需要精细护理，不同部位护理方案不一样，主要是加强面颊部位保湿，切不可过度清洁，否则容易导致皮肤屏障受损、皮肤敏感，甚至诱发玫瑰痤疮等病变。

3.敏感性皮肤

敏感性皮肤，其实是指皮肤处于一种敏感、高度不耐受的状态，常表现为皮肤受到各种因素（护肤品、药物、紫外线、冷热、花粉等）影响后产生紧绷、瘙痒、灼热、刺痛等不适症状，皮肤外观正常或伴有轻度红斑、干燥和脱屑。敏感性皮肤是伴有皮肤屏障受损的，所以才会对外界的刺激产生过度的不适感。

敏感性皮肤人群应慎用含有酒精、含有各种酸类成分（果酸、水杨酸、维甲酸）、烟酰胺类的产品，应选择温和、无香料、无色素的皮肤学级护肤品。

[注意事项]

1. 因为皮肤处于敏感状态，用任何一种新产品前，都要先小面积试用，比如在耳后或手臂内侧少量涂抹，确定对皮肤无刺激后再用；而且用量应从少到多，面积从小到大，使皮肤缓慢耐受。

2. 护肤品宜少不宜多，一般选择 1 种或 2 种即可，过多的护肤品对皮肤是一种刺激或负担。

3. 不建议频繁更换已适应的护肤品，因为频繁地适应护肤品也会加重皮肤负担。

第四章　如何正确判断自己的皮肤类型

目前主要有两种方法来判断自己的皮肤类型，第一种是结合基础知识，通过肉眼凭经验观察判断，另一种是寻求专业的检测仪检测。两种方法各有优缺点。

1. 凭经验判断

凭经验判断皮肤类型需要掌握一些皮肤类型特征，跟个人的认知水平有关。主要是观察毛孔大小、油脂分泌量、皮肤光泽度、是否有弹性、是否容易过敏，而油脂分泌量和毛孔大小是重要的参考指标。油脂量判断一般采取纸巾测试法，即前一天晚上清洁皮肤后，裸脸睡觉，第二天晨起用纸巾擦拭，根据不同部位油迹情况判断这个部位的皮肤类型。如果纸巾上留下大片油迹，则皮肤属于油性；若油迹散布或无油迹，则皮肤属干性；介于二者之间，则皮肤属中性。毛孔大小主要凭肉眼观察，毛孔粗大者，油性皮肤或混合性皮肤的可能性大；毛孔细小者，则干性或中性皮肤可能性大。因此，结合油脂分泌情况和毛孔大小，再对照其他皮肤特征，可以对皮肤类型作出初步的判断。

2. 用皮肤检测仪判断

采用皮肤检测仪判断皮肤类型有一定的参考意义，可以帮助护肤"小白"快速地了解自己的皮肤类型。但对其中的具体参数不必太介意，尤其是非正规机构的皮肤检测仪，往往有一定诱导消费的可能。

另外，皮肤检测仪只能检测皮肤当前的状态，而且受很多因素影响，比如睡眠、精神、情绪状态，所以检测之前一定要调整好自己的身体状态。

这里着重讲的是很多公立医院都会配备的皮肤检测仪 VISIA。VISIA 检测仪具有高清的摄像头，装备白炽光、紫外光和偏振光 3 种光源，不但可以显示皮肤表面问题，也能反映皮肤深层问题，可以帮助我们全方位地了解皮肤的情况，比如斑点、皱纹、纹理、毛孔、色斑、皮肤血管和色素性改变、卟啉等。一般检测评分越高，代表皮肤越好。

下面以一些图片实例来简单介绍。

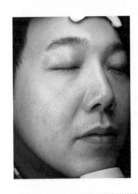

斑点，其实就是肉眼可见的一些斑点，跟周围皮肤相比有明显差别，可以有不同的大小和形状，一般是棕色或红色的斑点，包括晒斑、雀斑、痘印、色素痣等。在图片中会以各种形状的圈显示，数量越多，说明色素异常问题就越多。

皱纹，包括沟纹、褶皱、细纹，与皮肤弹性降低有关，其实是皮肤老化了，年龄越大越明显，而日晒是最常见的加重因素，所以防晒很重要。在图片中表现为一条条的细线，数量越大说明皮肤皱纹越多，皮肤弹性越差。但是该类皱纹跟面部表情关系很大，所以检测时一定要放松心情，放松面部肌肉。

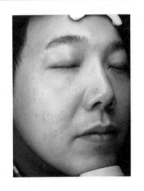

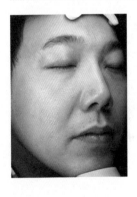

纹理，主要分析皮肤的平滑度，是衡量肤色均匀度和平滑度的指标，表现为峰（黄色）和谷（蓝色）。颜色差异越小，凹凸感越不明显，平滑度就越好，皮肤的保湿能力就越强。

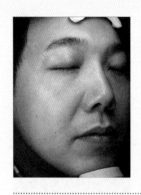

毛孔，是皮脂腺导管的圆形开口，反映皮脂腺开口的扩张程度。扩张的毛孔会有阴影，导致和周围皮肤存在色差。VISIA 根据形状和颜色来识别扩大的毛孔。油性皮肤人群的毛孔会特别明显，所以粉刺和黑头患者的评分会很低。

紫外线色斑，是黑色素在表皮下凝集形成的色斑，主要是日晒损伤的结果，也就是平常所说的光老化。这种色素在普通光照下是看不到的，只有在特定波长的紫外线下才显示得比较清楚，因为黑色素会吸收紫外线，所以在 VISIA 图像中就会显示得特别明显。
如果检测中发现面部有密密麻麻的这种斑点，说明平常的防晒不到位，需要加强防晒。

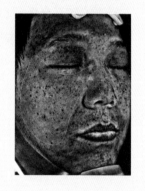

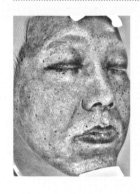

棕色斑，反映的是皮肤表面和深层的色斑，比如色素沉着、雀斑、雀斑样痣、黄褐斑等，一般比紫外线色斑更深一些。棕色斑往往是由黑色素过量分泌导致的。通过 VISIA 有时也可发现隐藏的棕色斑，这时我们要及时干预，否则斑会越来越明显。

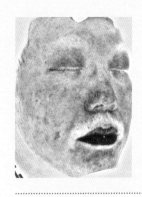

红色区，反映的是血管的情况，如有无蜘蛛痣、痤疮、玫瑰痤疮或其他炎症。发红是由于血管和血红素，所以红色区反映的是真皮层的情况。

蜘蛛痣一般是网状形态，形状类似蜘蛛网；痤疮和炎症一般为圆形斑点；玫瑰痤疮相对范围更广、更扩散。

紫质，又叫卟啉，其实是细菌的代谢产物。这是油性皮肤最常观察的一个指标。因为油脂分泌旺盛的部位，细菌往往就更容易繁殖，所以 T 区会比较明显。此外，真菌感染也会出现卟啉。卟啉在紫外线下会表现为不同颜色的荧光点，比如，痤疮丙酸杆菌表现为砖红色，马拉色菌则表现为蓝白色。

但也要排除外源性荧光剂引起的可能，比如空气中的粉尘杂质等，面霜或面膜中可能也含有荧光成分。

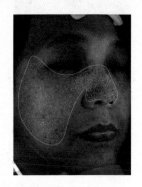

  以上关于皮肤的 8 个指标，小伙伴们阅读后有收获吗？如果仍有疑惑，建议大家寻求专业医生的帮助，以免走弯路！

  此外，VISIA 检测前需要清洁皮肤，杂散头发、面部表情等都会影响结果，所以要尽量避免这类干扰因素。

第五节　皮肤问题图片对对碰

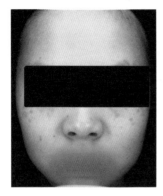

颧部褐青色痣

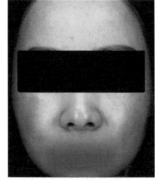

黄褐斑

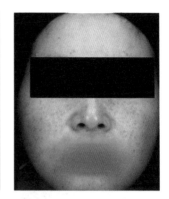

雀斑

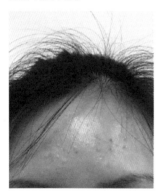

粉刺

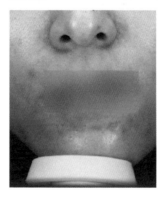

炎性丘疹

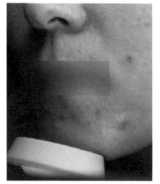

脓疱

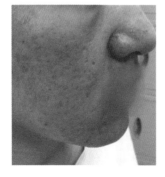

凹陷性瘢痕（痘坑）

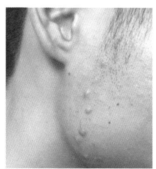

增生性瘢痕

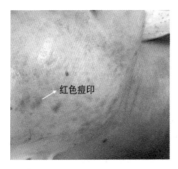
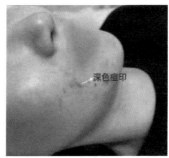

红色痘印

深色痘印

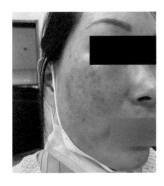
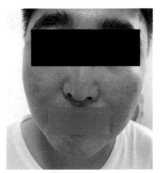

痤疮

玫瑰痤疮

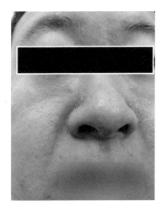
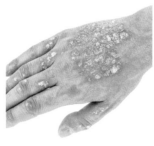

脂溢性皮炎

银屑病

樊哥聊皮肤

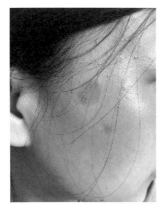

脂溢性角化病（老年斑）

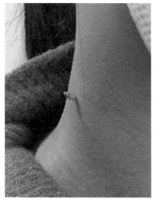

丝状疣

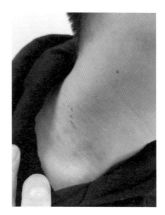

皮赘

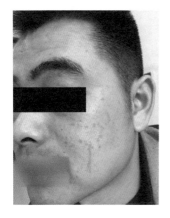

汗孔角化症

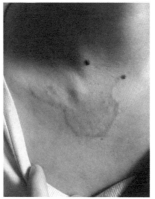

体癣

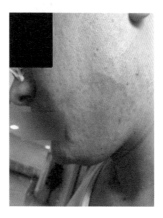

面部难辨认癣

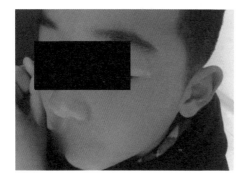

眼部白癜风（肉眼）

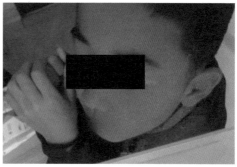

眼部白癜风（Wood 灯下）

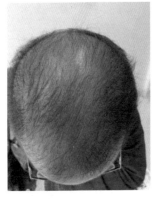

雄激素性脱发（男）

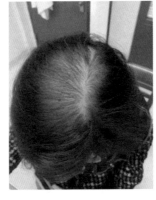

雄激素性脱发（女）

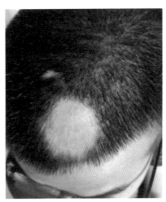

斑秃

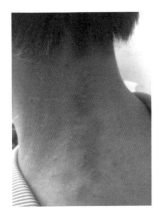

带状疱疹

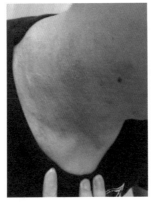

隐翅虫皮炎

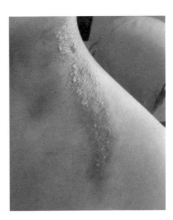

隐翅虫皮炎

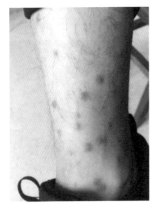

丘疹性荨麻疹

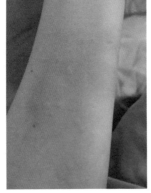

荨麻疹

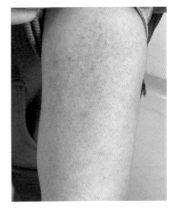

毛周角化（鸡皮肤）

第二章

跟着樊哥
走出护肤误区

第一节 误区一：不好好去角质的皮肤没有未来

大家天天嘟囔着去角质，可被问到为什么要去角质时，个个都答不全。问大家怎么去角质？很少有人能按标准操作。下面，编者就结合自己的临床经验，告诉大家去角质的理由和正确方法！

1. 什么是角质层？

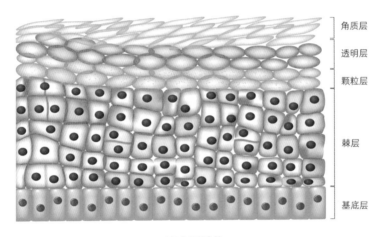

表皮层结构

正如本书第一章所提到的，角质层是皮肤最外层的结构，主要由 10 ～ 20 层扁平、没有细胞核的死亡细胞组成。当这些细胞脱落时，下面透明层的细胞会被推上来，形成新的角质层。而皮肤的屏障功能主要依靠角质层，角质层的主要成分是结构蛋白、细胞间脂质、天然保湿因子（natural moisturizing factor, NMF）等。角质层结构蛋白就是角蛋白，角蛋白不溶于水，有很高的机械强度（屏障作用），并且有一定的吸水性，这就是为什么在敷完面膜或者在泡澡之后，皮肤显得充盈的原因。角质层细胞间脂质在皮肤的保湿功能中占据重要地位，主要由神经酰胺、脂肪酸和胆固醇按 3∶1∶1 的比例组成，神经酰胺主要是维持角质层的弹性。角质层中含有许多保水物质，其中最重要的是天然保湿因子。天然保湿因子是由氨基酸混合物、氨基酸衍生物及丝聚蛋白水解产物共同组成的化合物，这些高度水溶性的元素具有极强的吸湿性，具有很好的保水能力。天然保湿因子从外界环境和皮肤内部吸收水分保持在角质层中，确保角质细胞保持其结构和连接，防止异常的皮肤皲裂和脱屑。角质层作为身体第一门卫，冲在最前面守护着我们。

2.为什么要去角质？

随着年龄的增长和环境的影响，正常状态的角质细胞会老化，或出现问题导致无法正常脱落。老化的角质覆盖堆积在皮肤表面会让皮肤黯淡无光，同时触摸起来也非常粗糙，因此，清除角质可以使皮肤变白，增加光泽度。

3.哪些人需要去角质？

市面上很多无良商家盲目宣传去角质，误导大众认为去角质是护肤不可或缺的关键步骤，殊不知，盲目、过度去角质只会使皮肤出现一系列问题。因此，去角质要因人而异。

无论是哪种皮肤类型，只有当皮肤粗糙、暗淡无光，涂抹护肤品不易吸收时，才需要适度地去除角质。而对于一些皮肤敏感，甚至是有黄褐斑的朋友，本身皮肤屏障（主要是皮肤角质层）已经受损，去角质只会加重皮肤的敏感度，使皮肤状态"雪上加霜"。

4. 如何正确去角质？

去角质的方法主要可归纳为以下三种：第一种方法简单粗暴，利用产品中的磨砂颗粒通过物理摩擦带走老旧角质；第二种方法是通过酸类分解角质和细胞之

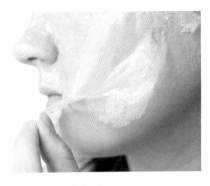
去角质

间的连接从而达到去角质的作用，常见的酸类成分有果酸和水杨酸，一定浓度的果酸或者水杨酸可以破坏角质层细胞之间的连接，促进皮肤的新陈代谢，但是使用高浓度的酸需要在专业医生的指导下完成；第三种方法是通过酶类分解角质和细胞之间的连接蛋白，常见的酶有木瓜蛋白酶等。

同时，我们要尤其注意去角质的频率，角质层更新的周期是 28 天，因此，去角质一定不能太频繁，太频繁地去角质只会损害皮肤。此外，中性、干性、油性、混合性肤质去角质的方法各不相同。

中性肤质：此类肤质是较为健康的皮肤状态，不建议过度去除角质，特别是不能使用磨砂膏之类的清洁产品。

干性肤质：由于油脂分泌较少，角质代谢缓慢，当皮肤干燥暗黄时，就应该在做好充分补水保湿的基础上开始去角质。早期视情况每周 1 次比较合适。建议将皮肤清洁后，使用去角质产品（酸或酶）覆盖皮肤，用手轻轻地以画圈的方式揉搓 8 ～ 10 次即可，而且去角质之后，应立即进行补水保湿。

油性肤质：此类人群皮肤油脂分泌过度，角质层相对比较厚，毛孔粗大，皮肤暗沉，就需要适当增加去角质的频率。面部首选含酸的去角质产品，效果会比较明显；身体部位皮肤相对厚，可选用物理摩擦去角质的方法。早期低浓度酸建议每周 2 ～ 3 次，高浓度酸建议每 28 天 1 次。

混合性肤质：此类人群面部 T 区皮肤油脂分泌旺盛而两侧脸颊干燥，可在油脂分泌旺盛部位选用脂溶性的水杨酸加速角质脱落，面颊两侧可选择有一定保湿力的果酸。家用低浓度酸建议每周使用 2 ～ 3 次。

去角质后的护理也十分重要，去角质之后皮肤屏障相对来说比较薄，皮肤变得十分脆弱，对刺激敏感，因此，要特别注意保湿、修护和防晒，尽量选择温和不刺激的保湿、修护和防晒产品。

第二节 误区二：皮肤太脏、太油，要洗"干净"才行

许多小伙伴觉得脸和餐桌一样，会有各种细菌和脏东西，一定要洗干净心里才踏实，于是各种卸妆油、洗面奶、按摩膏、清洁面膜、洁面仪、小气泡等通通往脸上抹，试图洗干净脸上的所有油脂、细菌和角质。但事实是，过度清洁只会让我们离"好皮囊"越来越远！

首先，前面提到皮肤分泌的油脂所形成的皮脂膜对环境刺激和伤害具有抵御作用，尤其是油脂中的某些游离脂肪酸，对有害寄生菌有抑制作用。其次，面部皮肤不仅存在有害寄生菌，还存在一定数量的正常定植菌，它们是维持免疫功能的关键部分，过度清洁不仅会破坏皮脂膜，还会洗去有用的定植菌，随之而来的就是一系列皮肤疾病。此外，过度清洁也可能洗去大量的天然保湿因子（透明质酸、神经酰胺、角鲨烯、不饱和脂肪酸等）甚至角质层，这会严重破坏皮肤屏障，进而出现皮肤敏感、红血丝、色素斑等一系列问题。

所以说，脸真的没有你想象得那么脏，做到最基本的清洁即可，早晚各洗一遍，一天使用 1 ～ 2 次洗面奶，甚至早晨只用温水洗脸也足矣，不用害怕脸上"污秽"的油脂，它可是纯天然且免费的护肤品。

第三节 误区三：补水面膜还不够，各种清洁面膜轮番上

不知道大家有没有听过一个词语，叫作"保养强迫症"，就是指一些爱美人士在护肤过程中，为追求自己皮肤的完美，把各类护肤品都用在脸上的一种过度保养行为，这种行为不仅不能让皮肤变好，反而会使皮肤稳态改变，问题层出不穷。

很多爱美人士经常会走入一个误区，觉得面膜是好东西，无论是补水还是清洁，用得越多越好。这种认知大错特错！凡事都有度，越过了边界，只会适得其反。所以，应该根据自己的皮肤类型适度使用面膜。

油性皮肤：皮肤易出油，毛孔粗大，容易长痘，因此建议每周使用 1～2 次清洁、控油面膜即可，尽量减少使用补水以及高度滋养面膜的频率，过度地使用补水以及滋养面膜只会让油性皮肤更油。

干性皮肤：皮肤干燥易脱屑，容易出现细纹，换季时明显，建议每周使用 2～3 次保湿面膜，尽量避免过度使用清洁面膜。

混合性皮肤：面部 T 区易出油，两颊干燥，建议每周使用 2～3 次保湿面膜，适当清洁 T 区，调节水油平衡。

至于敏感性皮肤，此类皮肤受刺激容易发红，选择面膜时要尤其注意，建议在做好基础保湿的同时选择具有舒敏成分的面膜，即使要选用清洁面膜，也应选择非常温和的清洁面膜。

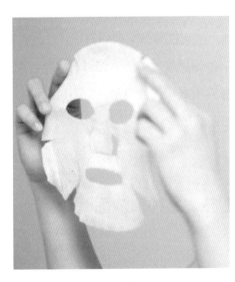

面膜

还有很多小伙伴会认为自制水面膜比贴片面膜更轻薄，同时补水作用更强，甚至会天天使用自制水面膜。回到"度"的原则，与贴片面膜的原理类似，过度使用水面膜会使角质层的水负荷加重，长期连续使用在一定程度上会破坏角质层，从而破坏皮肤屏障。

总之，在日常护肤时，小伙伴们要注意"因脸选膜"。具有护肤意识是好的，但是注意"度"才是重中之重。

第四节　误区四：皮肤出油过多，是因为缺水，那我狂补水

门诊中，很多爱美人士会问："我每天使用这么多的补水产品（保湿喷雾、保湿水、保湿精华、补水面膜等），皮肤应该不缺水了，为啥自己出油还这么多？"

"皮肤出油多是因为皮肤缺水"，真的是这样吗？其实很多人都搞错了。为此编者搜集了大量的"证据"，为大家攻破这个"谣言"。

需要强调的是，水和油是不一样的，油是油，水是水。皮肤出油是皮脂腺分泌过度引起的，尤其是雄性激素水平高会导致皮脂分泌旺盛，从而导致皮肤毛孔粗大，皮肤油腻。如果经常摄入重口味食品、油腻食物、甜食等，也会导

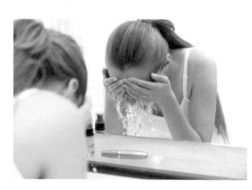

洗脸

致皮脂分泌旺盛，皮肤发油。过度清洗也会导致皮脂腺代偿性分泌旺盛，出现面部发油现象。皮肤的含水量则与角质层和汗腺相关，因此，皮肤出油和含水量并没有直接关系。皮肤在屏障功能完整的情况下，并不一定会缺水，如果皮肤角质层过薄、有损伤，也就是屏障功能受损，经表皮流失水增多，就比较容易缺水。相对于干性皮肤而言，油性皮肤的含水量一般较高，因为皮脂可以保持皮肤湿润，皮脂过多要好过没有足够的皮脂。对于油性皮肤，涂抹一些强力保湿产品只会让皮肤看起来更油腻，同时加重皮肤的出油和长痘情况，这是由于这些强力保湿产品会含有很多的油脂和乳化剂。油性皮肤应该轻保湿，尽可能选用"轻薄"的护肤品，比如乳液。综上所述，补水和去油二者之间没有本质的联系。

那么，如何有效控制皮肤出油过多？以下是给大家的几条建议：

（1）适当补充维生素 B，提高维生素摄取量。

（2）选择合适的护肤品，根据皮脂量的多少，选用合适的清洁剂，调节清洁频率，以皮肤不油腻、不干燥为度。

（3）养成良好的作息习惯，切记切记，不要熬夜！

第五节　误区五：刷酸祛痘祛闭口？老板，给我称 2 斤

最近火爆医美市场的刷酸到底指的是什么？

医院里的刷酸，通常指的是应用弱酸至中等强度的酸进行浅层的化学剥脱，从而去除多余的角质，刺激真皮层，达到促进表皮细胞更替和真皮胶原再生的目的。刷的酸主要包括果酸和水杨酸两大类。

果酸是一系列 α- 羟基酸的统称，临床上常用的杏仁酸、甘醇酸、乳酸和柠檬酸均属于果酸，最初从水果提取出来，大部分为水溶性（杏仁酸是脂溶性的）。其中，甘醇酸分子量最小，可以渗透至真皮，直接加速成纤维细胞合成胶原，也可以刺激表皮层角质形成细胞释放一系列的细胞因子，从而调节基质降解，促进胶原合成，简而言之就是能够加速表皮代谢、对抗皮肤衰老。

水杨酸最初来自柳树皮，是脂溶性的，因此皮肤渗透性更好，还有一定的抗炎、抑菌、控油的效果。相较果酸，水杨酸使用后更容易出现干燥脱屑的现象，但是其光敏性小于果酸，所以白天也能使用，对于油性皮肤十分友好。

闭口粉刺主要与毛囊口角化异常、皮脂腺分泌旺盛等有关，因此，可以控油、改善角化的果酸或者水杨酸是治疗闭口粉刺很好的选择。

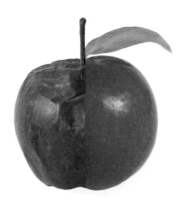
果酸最初从水果中提取

樊哥聊皮肤

那么刷酸是否越多越好呢？答案是否定的。

首先，我们需要评估自己的皮肤状态是否适合刷酸。通常，适合刷酸的前提是皮肤屏障完整，角质层完好，也就是皮肤状态稳定，不容易泛红。而以下几种情况不建议刷酸：

（1）皮肤干燥，容易瘙痒泛红；

（2）有明显的红血丝和炎症；

（3）面部痤疮以脓疱为主；

（4）光敏性疾病（如多形性日光疹、慢性光化性皮炎）患者；

（5）处于孕期或哺乳期；

（6）有其他特殊皮肤病，如白癜风活动期等。

提醒一下，最好找一个专业的皮肤科医师帮助评估自己的皮肤状态。

其次，刷酸需要从低浓度酸开始，逐渐使皮肤耐受，否则会损伤皮肤屏障。

最后，刷高浓度酸（一般指医院使用的浓度≥20%的果酸以及浓度≥30%的水杨酸）的频率建议不要过高，因为表皮更新的周期是28天，如果刷酸过于频繁会破坏皮肤屏障，引起皮肤潮红、瘙痒等不适。

护肤品中添加的水杨酸和果酸往往浓度较低，市售果酸的浓度通常在10%以下，水杨酸浓度通常为0.5%～2%。一般来说，果酸浓度＞4%时才有剥脱角质的作用；水杨酸浓度在8%～12%时其角质剥脱作用较明显。在开始使用的时候需要先在鼻尖或者耳后点涂，适应后再逐渐扩大涂抹面积、延长使用时间、提高使用频率。而医院刷酸用的果酸浓度往往≥20%，通常，刷酸建议从低浓度开始，建立耐受后逐渐增加浓度，如果觉得使用护肤品改善不明显，建议至专业的医院刷酸。

正确的刷酸后护理也很重要，刷酸之后通常需要注意防晒、补水、保湿，否则可能会出现色素沉着、脱皮等现象。综上所述，刷酸不能过度，逐渐建立耐受是关键。

第六节 误区六：长个痘而已，又不严重，没必要去医院

尽管很多小伙伴开始重视起痘痘，并加入到战痘的大部队里，但是仍有很多人对痘痘不以为然，让痘痘自生自灭，殊不知痘痘可能会引起"毁容"，所以，痘痘真的不容小觑！

痘痘，即痤疮，青春期好发，其发生机制与性激素水平波动、毛囊口角化异常、皮脂腺分泌旺盛、痤疮丙酸杆菌增殖等有关。痘痘容易发生在皮脂腺分泌旺盛的部位，如面颊、前额、下颌等，胸部、背部、头皮也可发生，可以表现为粉刺（包括白头和黑头）、红色的炎性丘疹、脓疱、囊肿结节等。

大部分痘痘有一定的自限性，会随着年龄增长、皮脂腺分泌水平下降自行缓解，所以很多人觉得无需治疗。但是，如果满脸爆痘却不及时处理，就可能会留下色素沉着、痘坑，甚至增生性瘢痕。有些痘痘可能是某些系统性疾病的提示，所以痘痘虽小也需要重视起来。

那么，哪种痘痘需要到医院检查或治疗呢？

首先看严重程度，临床上会对严重程度进行分级。

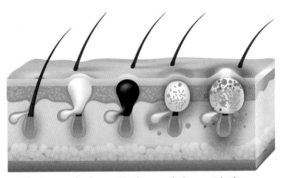

健康　　白头　　黑头　　丘疹　　脓疱

痤疮的类型

（1）轻度（Ⅰ级）：以粉刺为主，有少量丘疹、脓疱，总病灶数少于30个；

（2）中度（Ⅱ级）：有粉刺，中等数量的丘疹、脓疱，总病灶数在31～50个；

（3）中重度（Ⅲ级）：大量丘疹、脓疱，偶见大的炎性结节，总病灶数在51～100个；

（4）重度（Ⅳ级）：以结节、囊肿为主，部分结节聚合在一起，病灶数大于100个，其中结节囊肿大于3个。

参考上述分级，如果痘痘在中度或中度以上建议及时至医院就诊，对于中重度痤疮往往会选择口服和外用药物联合治疗。

对于轻度痤疮，可以选择外用维A酸、过氧苯甲酰、烟酰胺、水杨酸等，但上述药物或多或少有一定的刺激性，建议在医生的指导下使用。

其次，需要看有没有合并其他症状，如果不但满脸爆痘，而且腋下、头皮、背部均出现严重的痘痘，或者女性合并多毛、月经紊乱等，请及时至医院就诊，必要时需要进行内分泌检查及卵巢B超的检查。

最后，如果在不该长痘的年龄突然满脸冒痘，或者使用了某些化妆品，接触了某些化学产品之后长痘，也建议至医院就诊。

第七节　误区七：一脸痘印真着急，祛痘精华胡乱用

长痘痘的小伙伴们另一个巨大的困扰就是痘印了。"傲娇"的痘痘即便消失了还会留个印迹，似乎在证明自己存在过。医学上将痘印根据颜色分成两种，红色痘印和深色痘印，红色痘印是原先长痘部位的炎症未完全去除，或者遗留毛细血管扩张的表现，通常可以自行消退。如果希望快速去除可以考虑强脉冲光或脉冲染料激光治疗，外用的祛痘精华可以选择含有镇静舒缓作用、刺激性小的祛痘产品。褐色痘印本质上是炎症后色素沉着，有时红色痘印处理不当可能会变为褐色痘印，如果炎症持续时间较久或日光照射过长，褐色痘印还会进一步加

深，大部分也会自行消退，但所需时间更长，往往需要半年以上。如果希望加速消退，可以选择调Q激光、强脉冲光等治疗，外用药物可以选择氢醌乳膏、维A酸软膏、壬二酸乳膏等，选择果酸或者水杨酸刷酸也对痘印有一定的效果。

功能性的祛痘精华里的主要成分有烟酰胺、维生素C等"祛黑"成分，还有一些含有洋葱提取物、马齿苋提取物等镇静舒缓的成分，可以按照自己的痘印类型和肤质选择。如果同时还有新发的痘痘，建议先控制痘痘生长，再治疗痘印，否则治疗期间痘痘"此起彼伏"，会影响效果。

有些严重的痘痘好转之后会留下凹陷，即"痘坑"，本质上是一种萎缩性瘢痕，这种印记外用药物是无法消退的，需要采用光电治疗，如点阵激光、射频等手段才能改善。

第八节　误区八：皮肤负担那么重，我就不擦乳液和防晒了

觉得自己皮肤"负担"重的人群往往是油性皮肤人群，每天洗完脸不久就又变成了"大油田"，除了皮肤油腻之外，毛孔粗大、黑头、痘痘也往往伴随发生，甚至有人觉得"越洗越油"，那么这样的人群就不需要保湿了吗？

大错特错！油性皮肤的人群皮脂腺通常比较发达，当皮肤缺水的时候，皮脂腺会分泌更多的油脂来保持皮肤滋润，如果频繁洗脸，洗掉了这层滋润皮肤的皮脂膜，会加重皮肤缺水的状态，皮脂腺不得不分泌更多的油脂，从而出现"越洗越油"的情况。所以，对于油性皮肤的人群来说，控油、补水，保持水油平衡非常重要。日常清洁之后，选择适合自己的保湿水和乳液，可以避免油脂过度分泌，再适度使用含控油成分精华，比如，烟酰胺能够打破"越洗越油"的恶性循环，让皮肤恢复最佳状态。不建议油性皮肤人群选择厚腻的霜剂或者频繁外敷面膜，它们可能会加重毛孔堵塞的情况。

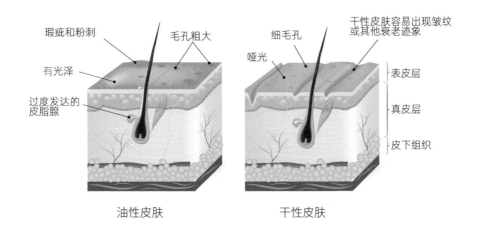

瑕疵和粉刺　　毛孔粗大　　细毛孔　　干性皮肤容易出现皱纹
或其他衰老迹象

有光泽　　哑光　　表皮层

过度发达的
皮脂腺　　真皮层

皮下组织

油性皮肤　　干性皮肤

此外，紫外线暴露与皱纹、色斑、皮脂腺分泌等密切相关，任何类型的皮肤都是需要防晒的。如果是油性皮肤或者混合性皮肤，可以选择质地轻薄的防晒霜。如果没有一款防晒产品可以让你满意，那可以选择遮阳伞、遮阳帽、防晒口罩、长袖长裤等硬防晒的手段，减少紫外线对皮肤带来的影响。

如果你使用的保湿和防晒产品让皮肤"负担"很重，很可能是没有选对产品，或者晚上没有注意清洁。通常防晒指数较高，以物理防晒为主的防晒霜都需要清洁干净，如果有残留，则可能会堵塞毛孔，导致粉刺甚至炎性的痘痘，增加皮肤负担。所以，厚重的物理防晒产品不适用于油性皮肤或者频繁爆痘的小伙伴。如果在使用护肤品或者防晒霜后，接触部位出现严重的水肿、红斑，或者使用一段时间后出现多发粉刺、脓疱，那需要考虑化妆品接触性皮炎或者化妆品痤疮的可能，此时需要停用和清除一切面部残留的化妆品，保持面部清洁卫生，必要时至正规医院就诊。

第九节　误区九：10 层精华涂满脸，多多益善

◇◇◇◇◇◇◇◇◇◇◇◇◇◇◇◇◇◇◇◇◇◇◇◇◇◇◇◇◇◇◇◇◇◇◇◇

目前，各大化妆品品牌都在全力推销自己的明星产品，其中大部分就是精华，也不免让爱美的小伙伴们趋之若鹜，那到底如何选择和使用精华呢？首先，我们要对精华有一个清晰的认识，精华一般指的是针对某些皮肤问题有特定功效（如保湿、美白、抗衰等）的产品，其质地往往是水样、乳状或者油状。因为名字起得好，引起了消费者的过度追捧。但是对皮肤护理而言，最重要的还是基础的清洁、保湿和防晒，不能盲目追求"精华涂满脸"，却忽略最重要的基础护理。

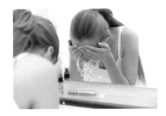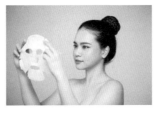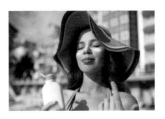

清洁　———————→　保湿　———————→　防晒

做好了清洁—保湿—防晒之外，有余力者可以选择适合自己的精华来使用。市场上的精华主要分成三种：①保湿类，主要成分为透明质酸、甘油等；②美白类，主要成分有烟酰胺、氨甲环酸、维生素 C 等；③抗氧化类，主要成分五花八门，常见的有维生素 C、维生素 E、虾青素、硫辛酸、辅酶 Q_{10} 等。其他精华产品还有抗糖化、屏障修护类等，化妆品企业总能不断发掘出新的产品。

其次，精华也不是用得越多越好。通常建议叠加使用的产品不超过 2 个，如果精华叠加过多，不但影响吸收，甚至可能出现成分间相互作用。叠加使用也可能增加对皮肤的刺激。如果需要叠加使用，请局部试用后再全脸使用，一旦出现过敏反应立刻停用。

所以，做好基础护理之后再根据自己想要解决的皮肤问题选择正确的精华，不盲目叠加，才能起到锦上添花的效果。

第三章

樊哥教你
科学护肤

科学护肤三大原则：做好清洁、保湿及防晒
皮肤屏障不修复，再多瓶瓶罐罐也无济于事
超实用的保湿剂用量和使用技巧
美白和淡斑，不是一回事
刷酸指南——刷酸真的是一种很简单的护肤手段
防晒怎么做，才能逃开紫外线对皮肤的攻击

第一节　科学护肤三大原则：做好清洁、保湿及防晒

每个人都想拥有从头到脚光滑、紧致、干净、清爽的好皮肤，这会让我们更积极、乐观。特别是近几十年，许多人的自我审美意识觉醒，都开始重视护肤。但是，不当或者过度护肤，反而可能会让皮肤状态更糟糕。美容护肤行业近些年体量急剧扩张，各类美容机构以及护肤品牌在各路媒体渠道投放了大量的广告。而这些五花八门的营销中，有许多夸大了产品的功效，甚至宣传了错误的护肤方式，极有可能会伤害原本健康的皮肤。

护肤这门"学问"涉及皮肤生理学、病理学、药理学，甚至还有化妆品的配方学，理解并使用好这些才能精准地发现皮肤的问题，有效地改善皮肤状态。但其实，对每个人来说，护肤也很简单，坚持科学护肤的几个原则，皮肤就不会太糟糕。

科学护肤离不开三张王牌，那就是清洁、保湿和防晒，它们是护肤的基石，其中学问不少，下面让我们走进科学护肤的世界。

1.面部清洁

洗脸，说起来简单，但"洗烂脸"的小伙伴不在少数。回归本质，洗脸的目的是要适当地清除自身皮脂腺分泌的油脂和少量的废旧角质，以及外界沾染的污渍如灰尘等。但过度清洁，则可能破坏皮肤自身的皮脂膜，带走

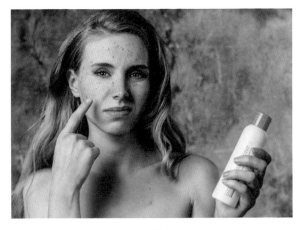

面部清洁

过多的细胞间脂质，而这些都是皮肤屏障的重要组成部分。皮肤屏障破坏，皮肤经皮水分丢失增加，皮肤保湿能力会变差，抵御外界刺激的能力也会变差，很多小伙伴觉得越清洗皮肤，皮肤状态越差就是这个原因。自此之后，皮肤就变成"悲秋伤春"的林妹妹，冷热刺激、风吹日晒之下，立马就抵抗不住，皮肤变得敏感，出现各种状况的概率也会大大增加。

那具体选择什么样的产品洗脸比较好呢？

中国古代早期使用"草木灰"（主要成分是碳酸钾）、"石碱"这类碱性产品清除污垢，到后期使用"皂角""胰子"等植物油脂或动物油脂部分皂化后形成的脂肪酸清洁污垢。这也是现今皂基洗面剂的原型，皂基洁面剂是使用脂肪酸类和碱类成分为主体表面活性剂的洁面产品，有非常强的清洁能力。但由于它呈碱性，和我们弱酸性的皮肤表面不相容，而且脱脂力太强不够温和，比较适合皮肤屏障非常健康的油性皮肤，而皮肤屏障受损的敏感性皮肤或者干性皮肤，甚至中性皮肤使用后可能会感觉面部紧绷、干燥，长期使用可能会使皮肤变得敏感。

皮肤科医生会建议大家在面部尽量选择较为温和的氨基酸洁面剂。氨基酸洁面剂使用弱酸性的氨基酸表面活性剂，清洁力适中，对皮肤刺激性小，不会过分脱脂，比较适合皮肤相对脆弱的面部使用。其实氨基酸这类弱酸性的洗面奶更接近皮肤的酸碱度，只要不过度使用，就能够达到清洁皮肤并且不损伤皮肤屏障的作用。

2.保湿

表皮中拥有足量的水分对于维持皮肤弹性和皮肤屏障的完整性非常重要。如果水分流失过快就可能会导致皮肤紧绷、干燥、脱屑，各种皮肤问题也会随之而来。

表皮层的水分大多由真皮层丰富的毛细血管供给，护肤中"补水"是次要的，最重要的是防止水分的流失，这就是保湿的目的。实际上，健康的皮肤自身就有

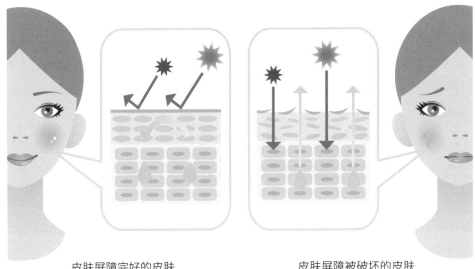

皮肤屏障完好的皮肤　　　　　　　　　　皮肤屏障被破坏的皮肤

很强的保湿能力，正常的皮肤都有一层完善的皮肤屏障，像"城墙"一样保护着我们。而皮肤屏障里也有天然保湿因子，防止水分流失。

既然皮肤已经有皮肤屏障防止水分流失，那我们是不是不需要保湿了呢？

不！虽然皮肤屏障自身有一定保湿能力，但是我们平时需要用洗面奶清洁，哪怕是温和的氨基酸洁面剂也会带走皮肤表面的部分油脂，降低皮肤自身的保湿力。同时，风吹日晒也会使皮肤屏障变得不那么健康。所以，适当使用保湿剂，帮助皮肤保湿非常重要。尤其是皮脂腺出油不太旺盛的干性皮肤，以及由于各种原因导致皮肤屏障受损的敏感性皮肤，需要靠补充一些封闭性的保湿剂来留住水分，保持皮肤的滋润。做好保湿，也是很多皮肤疾病非常重要的辅助治疗。

一个好的保湿剂，除了包含封闭剂、吸湿剂和润滑剂等基础保湿成分外，还会添加一些增强皮肤天然屏障修复功能的生理性脂质（如神经酰胺、亚油酸等）。这些生理性脂质不仅有更强的保湿能力，还可以帮助角质层进行自我修复，在很多功效性护肤品中往往有添加。近年来，由于护肤不当导致皮肤敏感的人越来越多，大家也逐渐发现屏障修复类保湿剂优越的保湿性能，这类保湿剂也开始逐渐"走红"。

3.防晒

　　紫外线对于皮肤的损伤绝不是"晒黑"那么简单，我们平时照射到的紫外线分为UVA（波长320～400nm）和UVB（波长280～320nm），UVA会让皮肤"晒黑"，UVB则会让皮肤"晒伤"，而且长期过度照射UVA和UVB会让皮肤出现光老化，加重皮肤雀斑、黄褐斑以及脂溢性角化（老年斑），甚至增加皮肤发生恶性肿瘤的风险。所以，做好防晒不仅是皮肤美白的重中之重，也是祛斑的基础，更是保持皮肤健康的重要原则。而怎样才是"有效防晒"，可以把紫外线阻挡住？这部分内容会在本章第六节中具体讲解。

　　很多爱美的小伙伴时常抱怨自己买了一大堆昂贵的美白抗老化产品，怎么使用了这么久就是没有效果呢？很大一部分原因就是没有做好基础护肤，也就是清洁、保湿和防晒。了解了以上知识，小伙伴们再进行实践，也许会不一样哦！

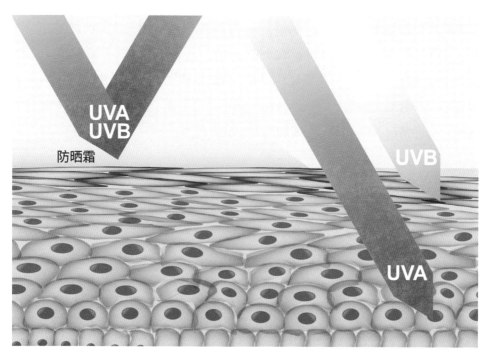

防晒霜可以有效防晒

第二节　皮肤屏障不修复，再多瓶瓶罐罐也无济于事

第一章提到，健康皮肤都有一层完整的皮肤屏障，像"城墙"一样保护着我们，防止水分流失，同时防止有害物质进入皮肤，抵御着外界环境的风吹日晒。皮肤的角质层含有的角质形成细胞构成了坚硬

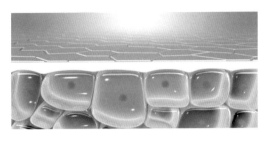

砖墙结构

的"砖"，通过细胞间脂质这样的"灰浆"，紧密连接在一起，形成"砖墙结构"。在这样的"砖墙结构"上，皮肤表面还有一层汗液和皮肤分泌的皮脂形成的皮脂膜。皮脂膜和"砖墙结构"共同构成了我们的皮肤屏障。

皮肤屏障不仅可以牢牢锁住水分，使水分没那么容易蒸发到空气中，更重要的是可以抵抗外界紫外线、细菌、真菌等的侵袭，对保持皮肤的健康至关重要。皮肤屏障受损后，对外界刺激抵抗力降低，不仅会让皮肤干燥，容易起皮，更容易出现发红、发痒，甚至是红肿等"皮肤过敏"症状。有些人身上不容易发皮疹，只有脸上容易反复发红发痒，偶尔会起小疹子，但又查不出特别的过敏原，这种情况的根源往往就是面部的皮肤屏障受损。

那么受损的皮肤屏障是怎么样的呢？

皮肤屏障受损往往在过度清洁或者是频繁去角质后出现，也有个别人是因为有一些皮肤疾病，比如说脂溢性皮炎和玫瑰痤疮。这些年因为刷酸的流行，刷酸不当导致的皮肤屏障受损也不在少数。皮肤屏障受损的皮肤，往往皮脂膜里的油脂和"砖墙结构"中细胞间脂质丢失严重，皮肤的"城墙"被破坏得七零八碎，自然也失去了保护能力。

屏障破坏了的皮肤，其"城墙"结构都是"断壁残垣"。这时候使用再多

的瓶瓶罐罐，也只是像在这些"断壁残垣"上糊了一层层墙纸，即使墙纸再精美雅致，也无济于事。最重要的还是要重建"墙体"，让"砖墙结构"恢复完整，恢复皮肤的屏障功能，才能恢复健康的皮肤。

如何修复皮肤屏障，这也是一个大学问，需要小伙伴们不懈地努力。选择一个适合自己的屏障修复制剂十分关键，它可以模拟人体皮脂膜，部分替代皮脂膜的功能，改善和修复表皮屏障功能，使皮肤水分含量维持在适合角质层自我修复的水平。而这类屏障修复保湿剂大部分都是乳液（水包油型乳化体）或者面霜（油包水型乳化体）。乳液使用起来感觉比较清爽，更适合油性皮肤或者是混合性皮肤日间使用；面霜则更适合干性皮肤或者是混合性皮肤晚上使用。简而言之，乳液清爽但是保湿力偏弱，而面霜相对厚重，保湿力强。

屏障修复类的乳液或者面霜，除了添加基础的保湿剂（如甘油、透明质酸）和封闭剂（如矿脂、角鲨烯等）之外，最重要的是含有修复皮肤屏障的成分，如最常用的神经酰胺、亚麻酸、甘油葡糖苷等。这类乳液或面霜，不仅适合一般的敏感性皮肤人群使用，皮肤科医生还经常会在临床上将其作为玫瑰痤疮、脂溢性皮炎、特应性皮炎以及银屑病的辅助治疗产品。

虽然现在消费主义盛行，在铺天盖地的宣传下，大家很容易"种草"美白抗衰类护肤品。但想要科学护肤，请在下单前想一想，你的皮肤屏障是否健康？如果屏障受损，护肤的第一要务肯定是修复屏障。小伙伴们，待到皮肤屏障修复好再折腾吧，否则可能会得不偿失。

第三节　超实用的保湿剂用量和使用技巧

◇◇◇◇◇◇◇◇◇◇◇◇◇◇◇◇◇◇◇◇◇◇◇◇◇◇◇◇◇◇◇◇◇◇◇

每天我们都会通过饮水来止渴，皮肤也是一样，每天都需要补充水分来保持湿润光滑。因此，保湿是护肤的重中之重。但在实际使用保湿剂时，很多小伙伴都会因为使用的量不够，或者使用方法不对，而变成"无效保湿"。

那你使用乳液或者面霜的时候有没有想过，每次到底该用多少呢？

具体要看使用的是乳液（水包油型乳化体）还是面霜（油包水型乳化体），不同剂型的参考使用量有所区别。

如果是面霜或乳膏这类油包水型乳化体，使用量可以参考皮肤科药膏的1个"指尖单位"（finger tip unit ,FTU），即1个示（食）指的最远关节那么长。如果是乳液这类水包油型乳化体，则差不多是一角硬币大小，大约是0.5g。这样的剂量可以涂抹双手手掌，可以作为我们使用保湿剂量的参考。比如，面颈部差不多是4个手掌面积大小，所以在面部涂抹保湿剂时，可以使用2个指尖单位的面霜（乳膏），或2个一角硬币大小的乳液。在使用保湿剂时，不能太"抠门"，不然是无法达到理想的保湿效果的。提醒一下大家，在面部涂抹保湿剂时，别忘了带上颈部，做好颈部的滋润保湿可以减少颈纹的生成。

建议大家平时每天使用两次保湿剂，一般在早晚面部清洁完成，擦拭干净面部1分钟内，涂抹上保湿剂。涂抹方法是将保湿剂分散点涂在皮肤上，然后均匀涂抹，或者将保湿剂在手掌匀开，轻轻按压涂抹在面部。涂抹时，并不建议大家按照一些流行的方法按摩揉搓面部，过度按摩面部可能会让皮肤更容易产生皱纹，也更容易破坏皮肤的屏障。

一般来说，保湿剂的涂抹是护肤步骤的最后一步，因为它有一定的封包效果。在涂抹保湿剂之前，可以涂抹一些化妆水和功效性的精华，达到锁水、美白或者收敛护肤的功效。

熟悉了保湿剂使用的量、部位、频率和顺序，各位小伙伴就可以好好给自己的皮肤浇水了哦，如花儿般绽放的皮肤指日可待啦！

第四节　美白和淡斑，不是一回事

◇◇◇◇◇◇◇◇◇◇◇◇◇◇◇◇◇◇◇◇◇◇◇◇◇

中国自古都"以白为美"，觉得"一白遮百丑"，但肤色白和脸上没有斑斑点点是两回事。有的人脸上皮肤非常白，脸颊上却有很多的棕褐色小斑点。其实，肤色偏深和色素斑，都是黑色素惹的祸。皮肤的颜色是由皮肤各层中黑色素的数量和分布决定的，黑色素平时可以保护皮肤免受紫外线的损伤。正常的肤色就是黑色素生成和代谢平衡的结果。色素斑则是各种原因导致局部黑色素异常增多的结果，显得脸上非常"脏"。

对于想要美白，更确切地说是"提亮肤色"的小伙伴，要注意的是，健康的皮肤远比一味追求美白更重要。我们的肤色基本由基因所决定，每个人美白的极限可以参考自己身上没有晒过太阳的皮肤，那可能就是每个人美白的"天花板"。

实现美白的第一步就是要防晒。紫外线照射后或者是摩擦、激素刺激后，黑色素细胞会收到信号，促使酪氨酸酶活跃起来，产生更多的黑色素。避免这些刺激让肤色加深是美白的基础，包括平时避免在紫外线强的时段出门，出门戴遮阳帽、太阳镜还有涂抹防晒霜等。另外，要注意避免反复摩擦面部或者身体，很多人臀部或者大腿内侧会"黑黑的"，其实就和摩擦刺激后黑色素生成过多有关。平时更是要注意少熬夜，避免精神压力过大，以免影响内分泌，导致激素代谢紊乱，间接刺激黑色素生成增多。所以，那些"熬夜党"还有"压力党"，往往面色晦暗，皮肤也没有光泽。对于已经晒黑了的皮肤，要想恢复原来的肤色，则需要借助外力了，比如市面上现在有很多的"美白"精华、"美白"面霜等。那它们到底是含有什么成分才可以淡化黑色素呢？

这些皮肤美白剂一般是通过抑制黑色素合成路径中的几个重要步骤来实现"美白"的。维A酸在黑色素合成前就干扰酪氨酸酶的转录，同时能在黑色素生成后促进黑色素的代谢。而氢醌、熊果苷、壬二酸、曲酸、氨甲环酸等是在黑色素合成过程中就抑制或者干扰酪氨酸酶的合成。维生素C则作为还原剂抑制多巴的转化从而减少黑色素形成。α- 亚麻酸是在黑色素合成后降解已合成的酪氨酸酶，用尽一切手段来减少黑色素形成。至于平时用得非常多的烟酰胺，则是在黑色素细胞合成黑色素后，抑制黑色素从基底层向上转运到表皮角质细胞。而"刷酸"常用的酸比如果酸，也可以通过加速皮肤的更新，加快黑色素代谢，让皮肤重新"亮白"。当然，很多市面上的美白产品为了达到更显著的效果，可能会复配以上成分中的几种，比如氨甲环酸和烟酰胺复配，会有 1+1 ＞ 2 的效果。

如果想要加速美白，可以选择含有以上皮肤美白成分的护肤品。但也要注意，许多的美白成分有一定的刺激性，所以在使用前需要评估自身皮肤是否敏感，能否耐受。在使用前，可以在耳后或者鼻尖测试，没有泛红、刺痛或瘙痒等反应后再全脸使用。

那淡斑用上述的皮肤美白剂可以吗？

当然可以，但具体效果要看色素斑的类型。常见的色素斑有雀斑、黄褐斑、褐青色痣，还有老年斑（脂溢性角化斑）等。对于雀斑、褐青色痣以及老年斑，往往推荐使用光电治疗（强脉冲光或者调 Q 激光等），效果会比较好。单纯使用皮肤美白剂只能轻微淡化色斑，甚至可能看不到明显效果，但是在光电治疗以后再配合美白剂使用就能达到事半功倍的效果。

对于黄褐斑这种"斑中之王"，编者是不推荐直接选择激光治疗的，因为如果激光治疗不当，可能会引起更严重的全脸色素沉着，也就是大家常说的"反黑"，得不偿失。在做好防晒的前提下，治疗黄褐斑首选局部外用褪色剂脱色治疗。比如在皮肤科医生指导下，选用"凤凰传奇"组合[1]，即浓度为 2% ～ 4% 的氢醌配合 0.025% 的维 A 酸联合使用，点涂在斑点上淡化色素。但是，这两种成分刺激性较大，有一部分人使用氢醌会有发生接触性皮炎的风险，维 A 酸又有比较强的剥脱性，部分人群在使用这种淡斑方法时可能会出现明显的皮肤泛红、刺痛、脱皮等反应，甚至因为炎症反应较大，产生新的炎症后色素沉着，看起来斑反而更多了。因此，在使用时一定要首先测试自己皮肤的耐受性，逐步建立耐受，并且在皮肤出现刺激反应时及时停用。

对于黄种人，色素沉着的风险比较高，因此，有很多人无法耐受氢醌和维 A 酸组合。对于这部分人群，也可以选择温和、低浓度的果酸、水杨酸搭配氨甲环酸，或是选择烟酰胺、熊果苷等皮肤美白剂，也就是"温柔小凤凰"组合，点涂

---

1. "凤凰传奇"组合、"温柔小凤凰"组合为樊一斌医生在向大家科普护肤知识时取的一个接地气的名字，以加深读者的记忆，其具体成分在正文中已说明。

在斑点区域，改善色斑，会更加温和，不良反应也会减少。

如果面部皮肤色素出现异常增多的情况，也有可能是一些全身系统性疾病的外在表现，需要及时去医院就诊，排除其他问题。

总而言之，开始美白和淡斑前，不妨找个皮肤科专业医生评估一下自己的皮肤状态，找到一种适合自己的手段，才能少走弯路。

第五节　刷酸指南——刷酸真的是一种很简单的护肤手段

◇◇◇

爱美的小伙伴们几乎都听说过风靡医美圈的刷酸吧。但新手经常闻刷酸色变，听别人说起刷酸的副反应：泛红、脱皮、刺痛、反黑等，往往就被吓退了。的确，刷酸不当可能会使皮肤变得敏感，严重的甚至导致"烂脸"。但是真正了解刷酸，并且熟练掌握刷酸技巧后，你只会大呼一声：刷酸"真香"！

这里来简单讲一讲常见的几种酸，适合什么样的皮肤问题，还有使用时的注意事项。希望大家都可以正确刷酸，少走弯路！

1.果酸

果酸，也叫 α- 羟基酸，大多数是水溶性酸（除了杏仁酸），主要包括甘醇酸、柠檬酸、杏仁酸、乳糖酸等。果酸可以加速皮肤的更新代谢、加速黑色素的代谢、去除废旧角质、增加真皮层厚度，还可以抗炎抗氧化、诱导表皮松解。所以果酸最为人所知的作用就是祛痘，同时也可以提亮肤色，高浓度的果酸甚至可以缩小毛孔、淡化色斑。

浓度低于 10% 的果酸可以自行操作，但需要注意从低浓度开始使用，逐渐使皮肤耐受后转向使用更高浓度的果酸。而果酸浓度在 20% 及以上就属于医用刷酸浓度，不建议自行操作，有灼伤皮肤的风险，必须由皮肤科医生来操作。在果酸家族中，最温和的是乳糖酸，其次是杏仁酸，最刺激的是甘醇酸。如果是新手刷酸，或是偏敏感的皮肤，建议从较为温和的乳糖酸或杏仁酸开始。

2.水杨酸

水杨酸，也叫 β-羟基酸，是一种脂溶性酸，它拥有更强的渗透性，可以进入毛囊皮脂腺单位，诱导多油部位发生剥脱。通俗点说，水杨酸可以渗透进毛孔内溶解角栓，对于白头、黑头、闭口粉刺（简称"闭口"）的治疗效果较好。其抗炎杀菌效果不错，对很多炎症型痤疮也有用，而且也可以抑制皮脂分泌，有一定控油效果。水杨酸常被制作成涂抹式面膜、棉片、化妆水，或者添加到精华中，全脸使用。

一般护肤品中，水杨酸的最高浓度为 3%，家用水杨酸时，同样建议浓度从低到高使用。虽然水杨酸只停留在角质层，不轻易穿透真皮，不容易灼伤皮肤，但使用时仍可能出现脱皮、皮肤泛红等反应。医用水杨酸浓度可高达 30%，剥脱深度虽不如医用果酸，但对黑头、粉刺以及玫瑰痤疮的患者会更适合。

3.维A酸类

维 A 酸类包括维 A 酸、异维 A 酸以及维 A 醇（视黄醇），其中维 A 酸和异维 A 酸是处方药。维 A 酸类除了可以疏通毛孔、松解角质、抑制油脂分泌、杀菌抗炎外，还可以显著改善毛囊口的异常角化和刺激真皮胶原再生。除了常规祛痘控油的效果，维 A 酸对于闭口、毛周角化、淡化色素甚至是抗衰老的效果都是"鹤立鸡群"。但同时，维 A 酸剥脱性太强，刺激性也是"一骑绝尘"，导致维 A 酸和异维 A 酸只允许在药物中使用。使用维 A 酸和异维 A 酸必须在医生的指导下进行，一般点涂在闭口上，或者是涂抹在毛周角化区域。浓度一般是从 0.025% 开始使用，建立耐受后逐渐增加到 0.1%。如果出现明显的脱皮、泛红，建议停用两天，皮肤反应停止后再恢复使用。需要注意的是，维 A 酸类外用制剂，对胎儿有一定致畸性，备孕期、哺乳期女性及孕妇都是要避免使用的。

4.壬二酸

壬二酸也叫杜鹃花酸,其抗炎杀菌功效比较卓越,还有比较强的抑制黑色素形成的作用。除了对炎症型痤疮效果比较好外,对于色素斑以及痘印这类色素沉着性疾病也有显著的效果。另外,由于壬二酸抗炎效果突出,又比较温和,也非常适合玫瑰痤疮的患者使用。但由于壬二酸的溶解性较差,壬二酸的制剂往往会稍显油腻,肤感稍差。一般情况下,壬二酸浓度大于15%才能达到比较理想的效果,市面常见的壬二酸浓度是 15% 或 20%,刚开始使用可以从 15% 入手,耐受后逐渐过渡到 20%。

还有很多的复合酸是复合了两种及以上的酸,调配在一起,达到更全面多能的功效,这里就不赘述了。

其实刷酸并不复杂,使用时只要注意浓度从低到高,使用频率从少到多,逐步建立耐受。同时配合好刷酸后的保湿修复,注意好防晒,出现皮肤反应及时停用,基本就不会出现刷酸后"烂脸"的情况。而且刷酸真的是一种很简单又好用的护肤手段,在此强烈推荐!

第六节　防晒怎么做,才能逃开紫外线对皮肤的攻击

几乎每一位小伙伴都知道防晒很重要,夏天的街头随处可见打着遮阳伞、戴着帽子和墨镜的人群,可是大部分人只是做了防晒,却没有做好防晒!

小伙伴们,扪心自问,你们有没有在夏天中午紫外线最强的时候,随便抹两下防晒霜就出门,在户外待了好几个小时后,发现自己被晒黑了几个度?

要知道防晒不等于防晒霜,单纯抹防晒霜其实是所有防晒措施中效果最差的。

大家一定要记住,防晒有 ABC 三个原则,只有按顺序遵循这三个原则才能离"紫外线"远远的!防晒 ABC 原则,即 Avoid(避开紫外线),Block(遮挡紫外线),Cream(防晒霜涂抹)。Avoid 就是尽量避免在早上 9 点到下午 5 点之

间暴露于阳光之下，尤其是夏季晴天，因为这段时间紫外线的强度较大，更容易被晒黑甚至是晒伤。Block 是大家在户外，应该尽量找阴凉处遮阳，携带防晒衣、防晒帽、防晒口罩、遮阳伞以及太阳镜等，这些硬性的防晒不仅对皮肤没有额外的负担，还可以反复使用，性价比很高。而最后才是 Cream，使用防晒霜涂抹。

在防晒霜的选择上，日常通勤一般可以选择 SPF 30，PA+++ 的防晒霜，出门前 15 分钟涂抹上。如果要进行长期户外活动可以使用防晒系数更高的 SPF 50，PA++++ 的防晒霜。

在防晒霜的使用上有以下几点注意事项，如果不重视就会让防晒霜效果大打折扣。

第一是防晒霜的使用量需足够。一般情况下，防晒霜的推荐使用量是 2 mg/cm^2，面部加颈部需要一元硬币大小的防晒霜。只涂抹手臂、大腿、躯干正面或侧面需要一茶匙（6mL）左右的量，全身加起来需要 35mL 的防晒霜。然而因为防晒霜往往比较油腻或是泛白，大多数人实际只使用了推荐量的 25% ～ 50%。大家可能感觉稍微用少一些，防晒效果差别不大，但据测算，当防晒霜只用了推荐剂量的 50% 时，防晒效果还不到标注防晒值的 1/5。另一个简单的估测方法是，如果只是在面颈部涂抹防晒霜，那么一只 30mL 的防晒霜一般只够使用半个月。想要防晒效果好，前提就是用够量，如果用起来感觉实在太黏腻，可以选择两次重复涂抹，这样也可以避免防晒死角的产生。

第二是一定要及时补涂防晒霜。哪怕是防水的防晒霜，在流汗、毛巾擦拭、游泳还有阳光下降解以后，防晒力都会下降，这时候一定要注意及时补涂。防晒霜在出门前 15 分钟涂抹，平时 2 小时补涂一次，在游泳和出汗时可以使用防水的防晒霜，每 40 分钟补涂一次。

第三是使用防晒霜后的清洗。一般情况下，使用防水的防晒霜后需要使用卸妆品或是有一定卸妆能力（清洁力较强）的洗面奶清洁，而不防水的防晒霜只需用一般的洗面奶清洁即可。

在使用防晒霜上，有一些反对派认为，过度的防晒会导致皮肤合成维生素 D 减少，而维生素 D 缺乏，可能会引起骨质疏松等问题。其实，大可不必担心这个问题，即使是吸收非常少量的阳光也够人体产生充足的维生素 D，因此我们只需适度暴露一下不影响"颜值"的手脚，就可以满足身体对维生素 D 的需求。

　　　　　　　　　　　　　　　　　　　　　　　　　　　　　　　　樊哥聊皮肤

第四章

樊哥为你揭秘
成分党干货

成分党天天喊的"早 C 晚 A"到底是什么
护肤品中的成分——透明质酸你了解多少
氨甲环酸真的可以美白吗
爆火成分烟酰胺，是真香还是炒作
护肤品中添加植物提取物到底有没有效果
用对维生素，皮肤白又亮

第一节 成分党天天喊的"早C晚A"到底是什么

这几年，护肤品的市场中，"成分党"的队伍逐渐壮大。相比以前护肤品市场更注重明星效应和品牌效应，人们往往追随明星代言的大牌来选择护肤品，现在的成分党们会更注重护肤品的成分表，注重一个护肤品主打成分是什么，注重成分占比多少，这些成分配合后能实际起到多少效果。这是一件好事也是大势所趋，说明爱美的小伙伴们不再随大流，而是在护肤这件事上也发动了自己的小脑袋瓜，当然，这也符合科学护肤的理念。

维生素家族的护肤品成分，从维A酸类到维生素C再到烟酰胺，占据了成分党护肤的"半壁江山"。而作为搭配了两大王牌维生素的"早C晚A"组合，更是成分党间绝对的"顶流"。而后在"早C晚A"组合基础上衍生的"早胺晚酸"组合较前更加安全，适用范围更广。

那"早C晚A"到底是什么，应该如何使用呢？别着急，下面慢慢解释！

"早C"是指早上用维生素C类护肤品来抗氧自由基，消除日间一部分紫外线对皮肤的伤害，减少光老化。而维生素C是酪氨酸酶抑制剂，可减少黑色素的生成，也是一个人尽皆知的美白成分。维生素C非常容易被氧化而失去活性，常需要储存在棕

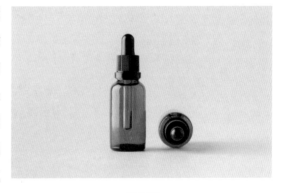

棕色瓶

色瓶中。而作为今年来一直很火爆的烟酰胺，具有美白、对抗紫外线的作用，同时不容易被氧化，常常被作为"早C"的替代品，编者称之为"早胺"。

"晚A"是指晚上使用维A酸衍生物的护肤品，比如视黄醇、视黄酯、视黄醛等。它们可以改善光老化的皮肤表现，比如细纹和色素沉着，对痤疮也有

明显的改善效果。由于维A酸家族的成分存在一定的光敏性，更建议晚上使用。不过在此要提醒大家，由于存在致畸可能，备孕期、哺乳期及孕妇是绝对禁止使用维A酸及其衍生物的相关产品的。而"晚酸"的适用范围更大，包含了维A酸及其衍生物，也包括了果酸、水杨酸甚至壬二酸等具有类似作用的护肤品成分，同时适用范围也更加广泛。

　　"早C晚A"或者"早胺晚酸"组合搭配，不仅可以让皮肤亮白，预防和减少光老化导致的皱纹和色斑，也可以改善痤疮。这个组合虽然实现了"1+1 > 2"，效果明显，但并不适合所有人。维生素C类护肤品中维生素C、烟酰胺和搭配的酸类成分都具有一定的刺激性，而维A酸衍生物比如视黄醇的刺激性也不可小觑，二者叠加，对敏感性皮肤和干性皮肤都是不小的挑战。许多人可能会因为无法耐受出现皮肤刺激反应，比如皮肤泛红、敏感、干燥、脱屑，甚至是红肿等情况，这个组合更适合屏障健康的中性或者油性皮肤人群使用。但是如果从低浓度开始使用，可以逐渐建立耐受，皮肤耐受性增加后，这些皮肤刺激反应会逐渐减弱，甚至消失。如果想拥有更强的抗光老化效果，还可以在皮肤耐受度建立并且皮肤稳定后，逐步提高护肤品中维生素C、烟酰胺以及酸类制剂的浓度。不过在使用过程中，一定要注意进行严格的防晒和充足的保湿，否则再好的护肤战略也是一场空！

　　那具体如何使用呢？推荐"早C"可选择维生素C浓度在10%～15%，"早胺"选择烟酰胺浓度在5%～10%的产品，抗氧化效果会比较明显。而"晚A"则推荐更为温和的视黄醇或视黄酯，浓度从0.2%或以下，果酸从6%的浓度开始使用，后期耐受后再逐渐增加浓度。在使用"早C晚A"或者"早胺晚酸"时还可以搭配口服维生素C和维生素E，研究证实口服这二者也有一定的光保护作用，加在一起编者称之为"维生素亮白CP"。

第二节 护肤品中的成分——透明质酸你了解多少

◇◇

1934 年，美国哥伦比亚大学眼科教授梅耶（Meyer）从牛眼的玻璃体中分离出透明质酸，由于其特殊的结构和生理特性，透明质酸便开始在医学、医疗美容以及护肤品中扮演起重要的角色。

透明质酸还有另一个被大家所熟知的名字，那就是"玻尿酸"，可能很多小伙伴对玻尿酸的了解仅限于"填充"这个字眼，但它的用途绝不仅仅在此。玻尿酸的世界五彩缤纷，其本质是由两个双糖单位为基本结构的高分子聚合物，是一种皮肤自身含有的物质。由于和人体组织相容性很高，在临床上常用于润滑关节、填充面部轮廓、促进创面愈合等。而在护肤品中，作为优异的吸湿剂，其可以从环境吸收水分，保持皮肤角质层的含水量，促进受损的皮肤屏障修复。这让透明质酸坐稳了"保湿界一姐"的位置。

透明质酸根据分子量大小可以分为大分子、中分子和小分子透明质酸。在医疗美容中，不同分子量的透明质酸在注射时有不同的功效。小分子更适合皮内注射，也就是水光注射，起到强效保湿、改善皮肤质地的作用。中分子和大分子透明质酸更适合做软组织填充，中分子比较柔软，常用来填充泪沟、太阳穴等区域，大分子透明质酸质地较坚硬，常用于填充鼻部、下巴等骨性区域。但对于填充用透明质酸，其交联剂的含量及质量常常是品质好坏的关键。

在护肤品中，好的透明质酸产品往往大、中、小分子量的透明质酸都有添加，可以达到更棒的补水及保湿的效果。虽然其吸湿性能不错，但是使用单纯的透明质酸原液或精华后，还是建议再叠加使用一层略有封闭效果的乳液，比如凡士林等，防止水分流失。除了主打透明质酸的精华或原液，很多保湿乳液或者功效性精华中也会添加透明质酸，增强其保湿性，也可以说是护肤成分中的"王牌辅助"。

不过，很多人在使用富含透明质酸的护肤品时容易出现"搓泥"的情况。由于高浓度透明质酸产品里有大分子成分，其作用是在皮肤表面保持角质层水分，是不被皮肤所吸收的，如果再叠加使用其他大分子的护肤品或者是粉类物质（粉底液），就很可能"搓泥"。所以，高浓度的透明质酸不太建议化妆前使用。

这几年开始逐渐流行"口服透明质酸"来改善皮肤状态。对于皮肤科医生来说，这和"口服胶原蛋白"一样，更多是"噱头"和"炒作"，是商业引导的概念，并没有多少实际功效。因此，透明质酸的使用还是要在专业医生的指导下完成。

第三节　氨甲环酸真的可以美白吗

氨甲环酸不是止血药吗？真可以有美白淡斑的作用吗？的确，大多数人第一次接触氨甲环酸是从它的止血功效开始的，但是氨甲环酸真真切切地具有美白淡斑的作用，这已经是被科学研究证实的，因此，含有氨甲环酸成分的护肤品也成了很多品牌的明星产品。

下面让我们具体谈一谈氨甲环酸的前世今生吧！

氨甲环酸最早的确是只作为止血药用于针剂注射或者片剂口服使用，但在使用过程中，医生意外地发现了它可以淡化黄褐斑。然后临床医生做了大量研究后发现，氨甲环酸的确可以通过抑制一些细胞因子对黑色素细胞的刺激，减少黑色素的生成。由于安全有效，口服氨甲环酸片已经成为黄褐斑的一线治疗方案。国外所谓的"美白针""美白丸"中主要添加的也是氨甲环酸。

但由于氨甲环酸片需要长期服用，有很多人会担心口服氨甲环酸有不良反应。事实上，氨甲环酸的止血原理并不是单纯地促进凝血，极少直接影响凝血功能，而且用于治疗黄褐斑的剂量远低于止血时的使用剂量，所以大可不必担心。部分人在使用时可能出现月经量减少或者是轻微的胃肠道不适，因此，建议在餐后半小时服用氨甲环酸片，经量减少的小伙伴在月经期停用。不过，稳妥起见，有血栓病史或者凝血功能障碍的患者还是避免服用。

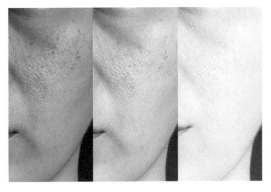

氨甲环酸治疗前后

那氨甲环酸口服有效，外用也可以淡斑美白吗？

是的！研究证实口服、外用、局部微注射（比如水光注射）氨甲环酸不仅可以改善黄褐斑，还可以提亮全脸肤色，缓解面部泛红。

在护肤品中，氨甲环酸也叫传明酸、凝血酸，外用除了可以通过影响络氨酸酶抑制黑色素合成外，还可以抑制皮肤炎症反应，减少炎症相关黑色素生成，也没什么刺激性。氨甲环酸最适合用于黄褐斑和炎症后色素沉着，同时也可以提亮全脸肤色，稍稍缓解泛红。

在治疗黄褐斑或炎症后色素沉着时，皮肤科医生常常会让患者口服的同时外用氨甲环酸，双管齐下，达到更理想的效果。

第四节　爆火成分烟酰胺，是真香还是炒作

烟酰胺真的有广告说得那么神奇吗？的确，烟酰胺有美白作用，但如果大家把所有美白希望寄托在烟酰胺上，可能会让很多人失望。

烟酰胺，是维生素 B_3 的衍生物，最早用于口服治疗糙皮病、口腔溃疡、唇炎等。在使用过程中，人们发现它有很强的美白效果，就开始把它用在护肤品中。随着不断地研究和应用，烟酰胺越来越体现出"宝藏成分"的特性，在护肤品的添加也越来越多。

在结构上，烟酰胺是一种水溶性、稳定的低分子量物质，可以很快地穿透角质层，这也给了烟酰胺"施展拳脚"的空间。

烟酰胺具体有哪些功效呢？

1.美白

这是烟酰胺最名声在外的功效了，作为"黑色素拦路虎"，它作用于黑色素形成后，抑制黑素小体从黑色素细胞转移到角质层。而且，它有抗氧化抗糖化的作用，可以减少皮肤形成糖化终产物黄棕色蛋白，避免皮肤发黄。可以整体提亮肤色，淡化色素斑及预防色素沉着，适合黄褐斑、色素沉着及肤色暗黄的人使用。

2.修复皮肤屏障

烟酰胺可以刺激皮肤生成神经酰胺和屏障层蛋白这种皮肤屏障成分，加速皮肤屏障修复，也适合玫瑰痤疮、敏感性皮肤人群使用。

3.其他作用

此外，烟酰胺还具有减少皮脂分泌来缩小毛孔，使皮肤更光滑；刺激胶原蛋白生成；减少皮肤皱纹，改善皮肤质地；预防光损伤等作用。"早胺晚酸"——早上使用烟酰胺，晚上使用酸类的制剂比如维A酸类、果酸、水杨酸、壬二酸，是编者非常推荐的一个组合，可以起到"1+1>2"的功效。研究证实，烟酰胺和视黄醇一起使用可以减少视黄醇带来的泛红、脱皮等皮肤刺激反应，而且二者联合可以促进胶原再生，提高抗衰老的效果。

看完你是不是也觉得烟酰胺可以说是护肤"百搭"成分，但为什么有些人使用还是觉得没效果甚至会不耐受呢?

护肤品的浓度和效果息息相关,护肤品中的烟酰胺浓度只有高于2%,才能起到美白、抗衰老等功效。虽然烟酰胺浓度越高,效果会越好,但并不是所有人都适合高浓度烟酰胺,部分人在使用烟酰胺时会出现不耐受的情况,具体表现为面部泛红、发热、发烫,有些人可能会感觉面部摸起来有点粗糙。刚开始用时,还是建议从低浓度开始,测试耐受度,耐受度提高了再逐渐使用更高浓度的烟酰胺。

也有一部分烟酰胺不耐受和产品品质有关,一些护肤品中原料较差,混杂了较多的烟酸,而烟酸会更容易让皮肤出现泛红发烫等刺激症状。所以,在选购烟酰胺类护肤品时,选择优质的产品也非常重要。

第五节　护肤品中添加植物提取物到底有没有效果

说到植物,大家第一个反应就是"安全""无添加无副作用""纯天然",可这绝对是个误区,不是说植物不好,只是每个人对植物的反应都不同,有的甚至会引起强烈的过敏反应。据统计,迄今为止添加在外用产品的植物性成分多达1100种,有些甚至被添加到外用药膏中。中国自古以来就有使用植物制剂来美容养颜的方法,比如在《新修本草》中记载,武则天就常用益母草灰来洗脸。

但事实上,由于植物性成分非常复杂,有植物提取物添加的护肤品引起各种皮肤过敏反应的不在少数。过敏体质或是敏感性皮肤的人,在选择主打植物提取物类的护肤品时,需要更小心谨慎。使用此类护肤品前应当做好耳后测试,无过敏反应后再全脸使用。

研究表明,许多植物提取物的确在抗光老化、抗炎、抗氧化、修复屏障上效果不错。比如芦荟、甘草、绿茶、亚麻籽油提取物等经人体测试在抗光老化上有防护作用；洋甘菊、积雪草、马齿苋、燕麦提取物等可以抗炎镇静；霍霍巴、鳄梨、椰子、牛油果脂等植物油偏多的提取物可以促进皮肤屏障修复；还有熊果提取物可以美白。这些在护肤品中的添加也非常常见。

科学家们也正在努力研究这些植物性提取物中起真正护肤功效的活性成分，这样可以更准确地控制成分的浓度，也可以减少植物提取物中其他抗原性成分导致的过敏。下面我们讲讲几个常用的植物成分和其作用。

亚麻籽，是含亚麻酸最丰富的植物来源，而亚麻酸是皮肤屏障里生理性脂质的重要组成成分。亚麻籽油中还含有木质素，和亚麻酸一起作用，二者有很强的修复屏障、抗炎、抗氧化的功效，适合玫瑰痤疮、脂溢性皮炎等皮肤屏障受损的患者口服或者外用。

积雪草提取物，主要活性成分为积雪草苷类，可以促进疤痕修复、抗炎、镇静。积雪草其实在中国作为传统草药已有上千年的历史，随着皮肤修复需求的增加，含有积雪草提取物的护肤品也成为了含有天然修复成分的"热门选手"。除了添加在护肤品中，改善敏感性皮肤和痤疮的泛红，积雪草提取物也被添加在药膏——积雪苷霜软膏中，用于促进创伤愈合，治疗外伤、烧伤及瘢痕。

葡萄提取物，里面含有槲皮素、花青素、维生素E、少量果酸，以及白藜芦醇。不过葡萄提取物更多是作为口服制剂来抗炎、抗氧化、扩张血管、抗衰老等。这也是为什么大家会觉得喝葡萄酒可以延缓衰老、扩张血管，对身体有利。

白藜芦醇，近些年这种成分非常"火"，由于体外实验和动物实验均发现，白藜芦醇有抗氧化、抗炎、抗癌及保护心血管等作用。白藜芦醇是一种非黄酮类多酚化合物，在葡萄、蓝莓，还有花生里含量比较多。虽然作为一个抗氧化剂，可以清除自由基，但实际使用上，白藜芦醇远没有广告里那么"神"的作用。白藜芦醇有个限制它发挥的硬伤，就是它的水溶性低，代谢迅速，生物利用度很低，在人体中不管是外用或是口服，都没有发现很明显的效果。而改善这个硬伤，提高其生物利用度的白藜芦醇制剂研究，目前还在进行中，暂时没有一个完美的解决方案。也就是说，现在市面上的白藜芦醇不管是口服的还有外用的，更多是个"噱头"。成分虽好，但无法被人体利用，现阶段并不推荐大家购买。

白柳皮提取物，是水杨酸类成分的主要来源，主要成分是水杨苷（水杨酸的前体），里面还有单宁和黄酮类，有一定抗炎、角质剥脱、抗氧化等作用。白柳皮提取物不仅会添加到护肤品中起到抗氧化的效果，还会添加到洗发水中，对改善发生在头皮的脂溢性皮炎也有一定作用。

植物提取物五花八门，被添加在护肤品中，更方便一些商家炒概念，因此，这常常是护肤品营销的"重灾区"。大家在选择植物提取物的护肤品时，需要擦亮双眼，避免缴纳"智商税"！

第六节　用对维生素，皮肤白又亮

在护肤界，新人辈出，但是传统的维生素家族的"江湖地位"不可动摇。维生素类的护肤品，临床效果明确，价格划算，常常是护肤的首选成分。再适当配合口服维生素，皮肤白又亮，不在话下！

维生素A——抗衰老、祛痘

维生素 A 家族包括药用的维 A 酸、异维 A 酸、护肤品中的维 A 醇（视黄醇）、视黄酯、视黄醛等。局部外用维 A 酸可以治疗痤疮、光老化以及毛周角化症等，这和其促进皮肤状态正常化的作用有关。虽然维 A 酸效果非常明显，但维 A 酸的皮肤刺激反应和致畸效应是它的两个短板。维 A 酸的刺激性在维生素 A 家族中最强，一般选择低浓度低频率使用，建立耐受后逐渐增加浓度，但还是有一部分人怎么样都建立不了耐受度。如果维A酸耐受不佳，可以使用更温和的异维A酸，它的刺激反应会小很多。

在护肤品中添加的维生素A家族主要是视黄醇、视黄酯，外用后同样具有维A酸的活性，但刺激性明显减弱，常用于改善痤疮、抗光老化、改善皱纹和细纹。

有毛周角化的患者，可以配合口服维生素A改善症状。而比较严重的痤疮患者，除了外用维A酸，临床医生常让患者配合口服异维A酸联合祛痘，效果往往不错。

维生素B——烟酰胺美白，泛醇修复褪红

烟酰胺可以美白淡斑、抗氧化、修复屏障、改善皱纹，是个百搭的"宝藏成分"，适用于各种皮肤类型，在本章第一节有详细介绍。

泛醇也叫维生素原 B_5，可用于治疗各种皮肤创伤、改善热灼伤，修复皮肤褪红的效果显著。除了促进皮肤脂质的合成和成纤维细胞增殖，加速屏障修复外，还可以增加皮肤的渗透性，促进护肤品中其他成分的吸收。泛醇可以作为护肤品"主力"，改善皮肤的发红、发烫、瘙痒和刺痛感，舒缓抗炎效果很好。也可以作为护肤品的"辅助"，增强保湿，减少护肤品中其他成分的刺激反应，促进吸收。所以，如果皮肤有泛红、发烫的情况，可以使用含泛醇的喷雾、原液来缓解，是个"救场王"。

而口服补充适量维生素 B_6，更是可以改善皮脂出油情况，控油祛痘。

维生素C——抗氧化

维生素 C 也叫抗坏血酸，是人体内最丰富的抗氧化剂，虽然现在市场上宣传较多的是它美白的功效，但事实上，它"牛"的是抗氧化的作用。当我们的皮肤暴露在紫外线中，会产生活性氧簇，这些活性氧簇会让皮肤胶原蛋白分解，

皮肤老化。维生素 C 可以中和这些氧自由基，抗氧化，防止光损伤，抗光老化，同时也可以抑制黑色素形成，美白淡斑。

不过维生素 C 不稳定，容易被氧化，对剂型要求较高，而且在使用后可能让皮肤暂时变黄。

口服维生素 C 也有一定的美白效果，配合维生素 E 一起服用，可以联合起到对紫外线的光保护作用，抵挡光老化这个"大魔王"。

维生素E——抗氧化

维生素 E，也是一个很强的脂溶性抗氧化剂，可以减少自由基的生成，抗光老化。而且性质稳定，不容易受空气、紫外线作用氧化，经常作为辅助性的成分添加到各类护肤品中外用。口服维生素 E 不仅能够抗皮肤衰老，还可以延缓衰老和记忆力减退，常和维生素 C 搭配服用。

第五章

樊哥坐诊时
遇到的皮肤问题

第一节　怎么才能让毛孔从 XL 码变成 XS 码

编者在门诊中看过太多为毛孔粗大焦虑的姑娘们，正如她们十分在意自己的体重一样，她们对毛孔的大小也耿耿于怀，那如何给自己的毛孔"瘦身"呢，这要从毛孔粗大是如何形成的讲起。

1.毛孔粗大是怎么形成的

毛孔粗大可归纳为在各种外源性和内源性因素的共同作用下，造成毛囊皮脂腺功能和结构发生变化，主要包括皮脂腺分泌旺盛、毛孔周围组织结构弹性松弛、毛囊肥大，继而造成肉眼可见的毛孔粗大。而其中内源性因素包括遗传因素、激素水平变化、维生素 A 缺乏、皮肤自然老化等，外源性因素包括可导致皮脂腺分泌的护肤不当、慢性紫外线照射、慢性放射线照射等，当然，还和性别和年龄有关。

下面我们详细分析造成面部毛孔粗大的几个主要因素。

（1）面部皮脂腺分泌旺盛

门诊中，很多患者皮肤出油很多，每天都感觉自己"油光满面"，怎么洗也不干净，那油从哪里来？本书第一章就提到过，皮肤里的皮脂腺主要负责产生油性皮脂，先天皮肤类型影响加上后天环境日复一日的刺激促进了皮脂腺的分泌，皮脂腺分泌越旺盛，致使毛孔内堆积的皮脂越多，长期堆积使毛孔越撑越大，原来 XS 码的毛孔就这样被撑成了 XL 码。

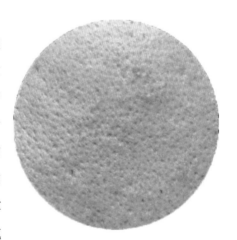

毛孔粗大

（2）皮肤衰老

皮肤老化主要分为自然老化和光老化，无论哪一种，都会逐渐改变面部皮肤的结构。主要表现为随着年龄的增长，表皮变薄，弹力纤维和胶原纤维减少，也就是支撑毛孔的结构变得松弛，毛孔也随之增大。

（3）生活习惯不当

过量摄入富含油脂、糖的食物会增加皮脂腺分泌，奶酪、牛奶及其他乳制品有较强的促胰岛素分泌作用，也会导致皮脂腺分泌增加。此外，熬夜也会在一定程度上增加皮脂腺分泌，同时加速皮肤衰老。

（4）护肤习惯不当

经常使用油腻的护肤品和化妆品而不卸妆、频繁挤痘痘、面部清洁不到位等都会造成某种程度的毛孔粗大。

当然，造成毛孔粗大的因素很多，这里就不一一列举了，相信大家最关心的还是如何缩小毛孔，接下来就为大家答疑解惑！

2.如何缩小毛孔

缩小毛孔的方法可归纳为两类，一种是改变日常生活习惯，另一种就是通过医美的方法来干预，只有将两种方法有力结合，才能远离 XL 码的毛孔。

（1）养成良好的生活习惯

改变生活饮食习惯和学会正确护肤是缩小毛孔的关键。

如上所说，尽量远离油腻食物、高碳水食物、乳制品等，增加蔬菜水果摄入。保持良好的作息习惯，早睡早起，适当运动，学会自我调节情绪和工作压力。

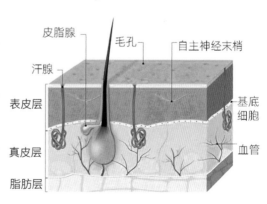

皮肤结构

（2）适度清洁

提到"油腻"，大家自然会想到"控油"，同时也会想当然地认为只要控油到位，毛孔必然缩小。这也成为很多人护肤的一个误区。建议大家日常使用温和两性表面活性剂为主的洁面乳，不要长期使用脱脂力很强的洁面乳，不要过分追求清爽感和把每个毛孔都洗干净的错觉。建议选用具有控油、收敛作用的爽肤水，保湿产品的使用以乳液为主，冬季皮肤干时也可以考虑霜剂。过度清洁往往事与愿违，适度清洁才是硬道理。

（3）分区护理

大多数毛孔粗大的小伙伴都是混合性皮肤，T区及其周围皮肤油脂分泌旺盛，而面颊两侧等区域皮肤干燥。因此，要学会"分区护理"。使用洁面乳时多在油脂分泌旺盛的T区使用，其他干燥和油脂分泌少的部位（U区）少用或不用。多油的T区可以使用控油的爽肤水，使用保湿产品时可以在干燥区域多涂些，T区尽量不要使用多油脂的乳液。

（4）减少化妆次数

对于爱美的小伙伴们，尽量减少化妆的次数，毕竟再大牌再昂贵的粉底液也不太能做到百分之百不堵塞毛孔。

（5）做好防晒

如前所说，紫外线照射是造成毛孔粗大的重要因素。因此，应严格防晒，外出尽量打伞、戴帽子、涂抹清透的防晒乳液，对延缓衰老以及缩小毛孔都具有一定的作用。

（6）借助医美手段

① 水杨酸与果酸换肤：刷酸，需遵循"先破后立"的原则，使用适当浓度的水杨酸以及果酸促使角质层剥脱，促进胶原蛋白的产生，从而改善面部毛孔粗大。对于刷酸，既要坚持，也不能过度！

② 强脉冲光：又称光子嫩肤，直接作用于皮脂腺，能够抑制皮脂腺分泌，促进上皮正常角化，刺激真皮层胶原纤维新生，从而改善毛孔堵塞。

③ 剥脱性点阵激光和非剥脱性点阵激光：同样遵循"先破后立"的原则，可以刺激真皮层内成纤维细胞合成新的胶原蛋白、弹力蛋白等，使皮肤紧致，毛孔缩小。

④ 黄金微针：与点阵激光原理相似，目前已广泛用于临床缩小毛孔，治疗痤疮、疤痕。

⑤ 肉毒素注射：将肉毒素注射进真皮层，结合水光注射，可有助于保湿、控油以及缩小毛孔。

⑥ 光动力治疗：一般进行 2～3 次就能起到缩小毛孔的效果，不仅可以减少皮脂腺分泌，缩小毛孔，还可消灭痤疮丙酸杆菌，达到治疗中重度痤疮的目的。

第二节　一直在"战痘"，从未放弃过

相信几乎每位被痘痘困扰的小伙伴，都梦想着拥有白皙光滑的皮肤，因此被迫走向了艰难且漫长的"战痘"之路。知己知彼，方能百战百胜！首先，就让我们从专业的医学角度好好认识一下熟悉而又陌生的痘痘。

痘痘，俗称"青春痘"，医学上称为"痤疮"。其发病主要与皮脂腺分泌过多，毛囊皮脂腺导管角化、堵塞，痤疮丙酸杆菌感染以及内分泌紊乱有关。临床表现可归纳为"白、黑、红、黄、大"。白与黑属于非炎性皮疹，而后三者属于炎性皮疹。

1.白

通常特指白头粉刺，类似于白色尖端的小米粒，经常说的逆光疹中的部分也属于白头粉刺，是由于皮脂腺在毛囊口处堆积或毛孔口完全被角质细胞闭合而形成的，又称闭合性粉刺、闭口，无炎症反应，与外界不相通，通常不能挤出脂栓。

2.黑

　　黑头粉刺是一种呈现出黑色的痘痘，出现黑头是因为皮脂被空气氧化或黑色素的原因。在毛囊口不完全闭合的情况下，毛囊中排不出的皮脂、污垢和老化角质细胞混合，与空气接触会被氧化，变成黑色，就像一个黑色的"盖子"堵在毛孔口，如加压挤之，可见头部呈黑色而体部呈黄白色半透明的脂栓排出。黑头粉刺又称开放性粉刺。

3.红

　　一般指的是炎性丘疹，常为米粒至黄豆大小，突出皮肤表面，有"红、肿、热、痛"表现。

4.黄

　　一般指的是脓疱，多数为潜在脓疱，在红色丘疹尖有淡黄脓液，自行干瘪或破后干瘪，这也是很多小伙伴习惯挤压的痘痘类型。

5.大

　　一般指的是结节和囊肿，也是中重度痤疮的主要表现。结节常发生在毛囊破裂部位，是由于消炎杀菌不到位，细菌从破裂处进入真皮引起炎症而形成，

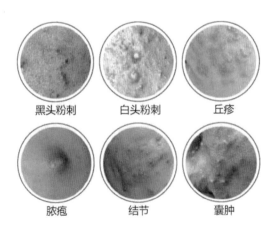

黑头粉刺　　白头粉刺　　丘疹

脓疱　　结节　　囊肿

樊哥聊皮肤

为永久性损害。囊肿是毛囊口堵塞、发生结节等损坏引起的，呈椭圆形隆起，用手指触摸时可有波动感，溃破后流出恶臭的脓液或黏液，经久不愈，可留下凹陷性瘢痕。

战痘原则主要针对其病因，包括去脂、溶解角质、抑菌杀菌、抗炎以及调节激素水平等原则。同时要注重个体化原则，根据严重程度，制订相应的治疗方案，轻症一般只需外用药物，中重度需要口服药物及外用药物联合，并在医生指导下规律服药。当然，经济条件允许的小伙伴们，也可以借助医美手段。

至此，我们大致了解了痘痘的产生原因、特点与对策。下面汇总了门诊中很多痤疮患者反复询问的问题，希望有越来越多的朋友们能了解痘痘，并战胜痘痘!

第三节　为什么我都这把年纪了，还长痘呢

◇◇◇◇◇◇◇◇◇◇◇◇◇◇◇◇◇◇◇◇◇◇◇◇◇◇◇◇◇◇◇

在此强调一下：痘痘绝对不是青春期的特权。推崇公平的痘痘向来"雨露均沾"，对各年龄层的人群都一视同仁。

其实很多痤疮都是发生在更大年龄的人群，一般把 25 岁以上发生的痤疮称为成人痤疮。痤疮发生的一个重要危险因素仍是遗传背景，即父亲或母亲曾患有痤疮，下一代更易发生痤疮，包括成人痤疮。这类痤疮通常难以在短时间内自愈，而且非常容易留下疤痕，应该尽早治疗。此外，很多女性朋友长期使用劣质的护肤品或者化妆品，均可出现痤疮样皮疹。

成人痤疮中最常见的是高雄激素性痤疮，包括多囊卵巢综合征性痤疮、月经前加重性痤疮、迟发性或持久性痤疮。这类痤疮与血清睾酮水平增高有关，病程持续至 30 岁以后，临床表现为面部油脂分泌过多，毛孔粗大，痤疮以炎症性丘疹为主，可伴有结节、囊肿、瘢痕形成，有时可伴有多毛、月经周期紊乱等。建议患有此类痤疮的小伙伴们尽快到正规的医疗机构查一下激素水平以

及腹部彩超，排除多囊卵巢综合征等疾病的可能。

此外，雄激素、糖皮质激素、卤素等所致的痤疮样损害称为药物性痤疮；母体雄激素在胎儿阶段进入胎儿体内可引起婴儿发生丘疹、脓疱样皮疹，称婴儿痤疮；多种化妆品、洗发露、防晒剂、增白剂等均可引起皮脂分泌、导管内径狭窄、开口处机械性堵塞或毛囊口的炎症，引发化妆品痤疮。

总而言之，痤疮并非和青春期画上等号，如果痤疮在非青春期反反复复出现，还是建议去正规医院皮肤科诊治。

第四节 为什么痘痘反反复复不好？该怎么解决

痤疮本身就是一个容易反复的疾病，患痘痘的小伙伴们，该从自己身上找找硬伤了，战痘是一场没有硝烟的持久战，不能仅靠一时热情。饮食不当、生活习惯不好、护肤不当、依从性差都是导致痘痘反复不断的重要因素。既然痘痘选择了我们，我们就要努力攻克它，将它消灭在我们的生活里。

1. 合理饮食

除长期食用高碳水化合物、油腻的食物外，食用甜食是长痘的一个重要影响因素，糖类进入体内后，会改变表面脂类成分，促进皮脂的产生。食用甜食越多，皮脂腺分泌也就越旺盛，从而导致皮脂腺中痤疮丙酸杆菌过度繁殖，并排泄出过多的脂肪酸，长

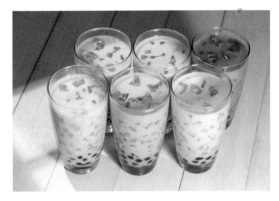

奶茶中含大量糖分

痘的同时毛孔也越来越粗大。放下手中的甜食、奶茶确实是一件非常艰难的事情，但为了美，小伙伴们就忍一忍吧！

请谨记：少吃高糖、油腻的食物，尽量以清淡的饮食为主，多吃新鲜的蔬菜水果，少抽烟、少喝酒。

2. 纠正不良生活习惯

熬夜在现代人看来已经是习以为常的事了，经常熬夜加班、熬夜追电视剧导致睡眠严重不足，随之而来的是身体内分泌发生紊乱，而痘痘就是其表现之一。皮肤的新陈代谢时间通常在夜晚 11 点至次日凌晨 2 点，如果在这个时间段没有好好休息，就会影响皮脂腺正常排泄，使油脂不能及时排出，造成毛孔堵塞，最终引起长痘。因此，大家一定要保持规律的生活习惯，少熬夜，按时休息。

此外，很多长痘痘的小伙伴们总喜欢拨弄自己的痘痘，生怕感受不到痘痘的存在，甚至会用尽全力挤痘痘。手是身体接触外界最多的部位，很容易触碰到细菌等微生物和有害的物质，使用不干净的双手摸脸，手上的细菌和灰尘也会被吸附到脸上，引起长痘。挤压痘痘过猛，不仅会造成二次感染，还可能会留下永久性的痘坑。如果真的特别嫌弃自己的痘痘，请到专业医疗机构找专业的医生处理！

3. 合理护肤

首先，清洁很重要，但不要过度洁面。合理的洁面频率为每日早晚两次，选择温和的洁面产

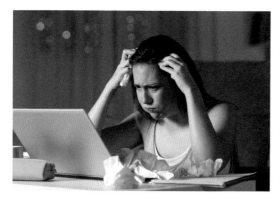

工作压力大

品，最好使用流动的水，控制水温（38°C ～ 40°C），既能去掉多余的油脂，又不损害角质层。其次，保持面部水油平衡也很重要，各位小伙伴们要根据自己的皮肤类型进行适当的保湿和控油。最后，及时卸妆，所有的粉底、彩妆产品都含有化学成分，如果不及时清洁，这

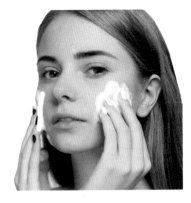

洁面

些化学物质就会残留在脸上造成毛孔堵塞，引起痤疮。日积月累，皮肤将承受过大的压力，被化学物品和色素影响，导致暗沉无光甚至过敏。因此，即使到家后再怎么累，也需要第一时间卸妆。

第五节　痘痘与化妆可以共存吗

为了遮盖影响颜值的痘痘，很多人会选择化妆，但令人困扰的是化妆在某些情况下又会诱导痘痘的产生。二者必须进行取舍还是可以和平相处呢？

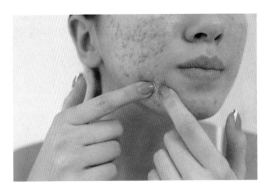

痘痘

专家建议长痘痘期间尽量不要化妆，但是如果面部痘痘数量不多，由于工作需求必须化妆，适当化妆也是可以接受的。痘痘期间化妆需要遵循以下几条原则：

1. 控制频率

将化妆频率控制在每周 2～3 次，妆面持续时间过长还是有可能堵塞毛孔从而刺激皮脂腺分泌。

2. 选择轻薄的底妆

厚重的底妆必然会影响皮肤的代谢，加重痘痘，底妆最好使用相对轻薄的粉底液，轻薄均匀地涂抹在面部。

3. 彻底卸妆

如上所说，卸妆不净会导致痘痘反反复复。

第六节　长了那么多年的雀斑能彻底根除吗

至今，雀斑都被认为是一个神奇且矛盾的存在，在亚洲人的眼里，普遍都觉得白白净净的皮肤才好看，如果脸上有一些小斑点的话，看起来就会很"脏"，所以市面上到处是美白淡斑产品。但是亚洲人觉得不美观的雀斑，在西方人眼里却是性感的象征，因此，才有了"雀

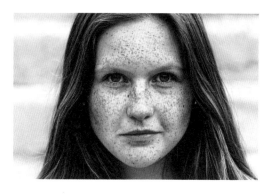

雀斑

斑美人"的称号。那雀斑到底是什么呢？

雀斑是一种常见的常染色体显性遗传性疾病，通俗地说，就是雀斑是天生的，从青少年时期开始发病，它的发展历程跟日光照射有着密不可分的联系，因此，一般夏季明显，颜色较冬季深，主要好发于面部，极少部分会发生在躯干四肢，表现为淡褐色或者黄褐色的点状色素斑，孤立对称分布，数目不等。

那雀斑能否根治呢？答案是无法彻底根治。已经出现的雀斑可以通过激光治疗或光子嫩肤等达到明显改善的效果，但是雀斑是遗传和环境共同作用的结果，任何外在的治疗都不能改变遗传基因，但只要做到充分防晒，是可以预防雀斑的复发与加重的。

第七节 美女都是被黄褐斑打败的

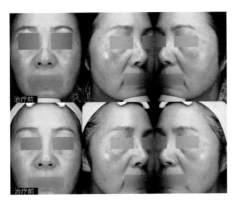

黄褐斑

黄褐斑，俗称"美女杀手"，原来白皙的皮肤突然被黄褐斑爬满，皮肤变得暗黄无光泽，使美丽陷入"危机"。那它究竟是何方神圣，竟然会有如此大的威力，而我们又该如何打败它呢？

黄褐斑是一种常见于面部的、对称性的黄褐色色素沉着性皮肤病，以面颊部出现大小不一、形状不规则、边界清楚的淡褐色或黄褐色色斑为临床特征，一般不会累及眼睑。黄褐斑多发于中青年女性，发生于妊娠期的，称为妊娠斑；因肝病而发生的，称为肝斑。需要与太田痣、颧部褐青色痣相鉴别。

1.引发黄褐斑的原因

目前认为，黄褐斑的发生与各种原因引起的内分泌障碍，导致局部皮肤黑色素增加有关。主要有以下几个原因。

（1）生理性反应

常见于孕妇，多开始于妊娠 3 ~ 5 个月，分娩后逐渐消退，再次妊娠还可以发生，称为妊娠性黄褐斑。可能原因为雌激素刺激黑色素细胞分泌黑色素，而孕激素能促进黑色素转运和扩散。

（2）慢性疾病

与内分泌有关的女性生殖系统疾病，如月经不调、痛经、子宫附件炎、不孕症等，以及甲状腺疾病、慢性肝功能不全、慢性肾上腺皮质功能不全、慢性酒精中毒、结核病、肿瘤等也较易诱发黄褐斑。

（3）药物、食物因素

如长期口服避孕药的女性，有9% ~ 20% 易出现黄褐斑，且皮损很难消退，停药后皮损可持续很多年。此外，服用治疗高血压、糖尿病的药物，以及多食感光性较强的食物（如芹菜、香菜、胡萝卜等）也容易引起黄褐斑。

（4）其他因素

日光、热刺激、化妆品、外用药物以及营养缺乏（缺维生素 A、维生素 C、维生素 E、烟酸及氨基酸）等也是促进黄褐斑发生的因素。另外，过度疲劳、缺乏睡眠、压力过大，以及抑郁、精神创伤等，都可以引起黄褐斑。而遗传因素与黄褐斑的发生也有一定的关系，主要体现在男性黄褐斑患者。

2.黄褐斑的治疗

对于治疗方法而言，应尽可能寻找和避免各种可能诱发黄褐斑的因素，积极治疗原发性疾病，并采取综合性治疗措施。就目前的医疗水平来说，黄褐斑的治疗没有特别有效的产品或者技术，任何宣传一次治疗或者 100% 有效的方法都是不靠谱的。我们治疗黄褐斑的目标就是使色斑变淡或面积减少甚至消失。黄褐斑的治疗分为一般治疗、药物治疗和光电治疗。

（1）一般治疗

①改善生活习惯和方式：避免长期服用引发内分泌紊乱的药物，规律饮食，保证充足睡眠，告别紧张、焦虑、抑郁情绪，保持稳定心境。

②严格防晒：每日坚持做好防晒。

③合理护肤：修复皮肤屏障，建议选用皮肤学级修护型护肤品，皮肤屏障破坏也会加重黄褐斑。

（2）药物治疗

①口服药物治疗

a. 维生素 C 和 维生素 E：维生素 C 可抑制黑色素合成；维生素 E 具有很强的抗脂质过氧化作用。二者合用疗效更佳。

b. 氨甲环酸：与酪氨酸结构类似，通过与酪氨酸竞争，干扰酪氨酸酶对酪氨酸代谢的催化作用，抑制黑色素合成，从而达到祛斑美白的效果。口服是最方便有效的用药方式，安全性较好，常见不良反应是胃肠道反应和月经量减少等。服用期间最好监测血常规、凝血功能以及血黏度等。

c. 谷胱甘肽：与维生素 C 作用类似，也可抑制黑色素合成。

②外用药物治疗

a. 氢醌及其糖苷衍生物：是黄褐斑的一线治疗药物，常用浓度为 2% ～ 5%，浓度越高脱色作用越强，但皮肤刺激也越大。熊果苷和脱氧熊果苷是氢醌的葡萄糖衍生物，局部刺激较氢醌小。

b. 壬二酸：临床上常使用 15% ～ 20% 的壬二酸乳膏，少数患者使用后出现皮肤刺激表现，如皮肤发红、脱皮等。

c. 烟酰胺：国外指南中氢醌的替代物首选的就是烟酰胺，它除了能淡斑，还有一定的抗光老化作用。但是极少部分人可能会出现不耐受，所以在使用前必须先在鼻头或者耳后点涂适应后再全脸涂抹。

d. 维 A 酸：氢醌、维 A 酸联合外用类固醇激素可增强氢醌祛斑美白的效果，又称为 Kligman 疗法。

e. 刷酸：对于顽固性黄褐斑可能是一种治疗方式，但建议到专业机构进行刷酸治疗。

此外，曲酸、氨甲环酸、维生素 C 等都被制备成外用产品用于治疗黄褐斑。

③光电治疗：不建议黄褐斑初治患者选用，当外用药物以及口服药物治疗均未达到满意疗效的效果下，才考虑使用光电治疗。但仍需警惕发生炎症后色素沉着或者减少、瘢痕形成的风险。

总之，对黄褐斑的认知不要局限在它是一种单纯的皮肤疾病，黄褐斑是一种各种因素综合作用导致的皮肤反应，因此其治疗也需要多方面兼顾，综合治疗。

第八节　人们常说的老年斑是什么？该如何防治

爱美之心人皆有之，伴随着年龄的增大，似乎刚把青春痘送走，又来了一个不速之客——老年斑，那老年斑究竟是什么？为什么有的人 30 岁就会开始出现所谓的老年斑呢？

脂溢性角化病，俗称"老年斑"，是一种常见的皮肤良性肿瘤。常发生在 50 岁以上的中老年人，但也

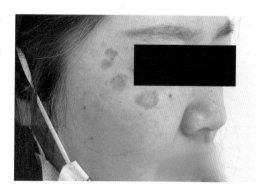

老年斑

可见于年轻人。换言之，老年斑也不是老年人的"特权"。

脂溢性角化病表现为边界清楚的圆形或卵圆形斑，颜色暗淡污秽，表面有时

黏附油腻性物质，有时可见疣状外观。一般无痛无痒，但如果长在摩擦部位，长期刺激偶尔会导致瘙痒、疼痛或出血。有些老年斑长得的确很唬人，甚至形似人人惧怕的"恶性黑色素瘤"，免不得使小伙伴们心生恐惧，赶紧来医院向医生求救。

既然老年斑和年龄并没有必然的联系，那它到底和什么有关？

虽然其机制不明，但目前研究发现，除了年龄增长导致的皮肤退行性病变，脂溢性角化还和遗传、紫外线照射，甚至人乳头瘤病毒有关。因此，年轻的小伙伴如果发现身上长了老年斑，首先该担心的不是自己老了，而是平时有没有偷懒，没有好好防晒。

通常情况下，老年斑无需治疗，但如果影响美观，可至皮肤科门诊进行正规治疗。此外，提醒大家，如果老年斑在短期之内突然出现，数量数十个到数百个不等，提示可能存在潜在的内脏恶性肿瘤，需要特别关注，最好进行完善的全身体检。

一般使用物理治疗方法去除老年斑，包括冷冻、电灼、CO_2 激光等，治疗后可出现色素改变，但一般很少出现瘢痕。通常经过 1 ～ 2 次治疗后，皮疹可变平，与正常皮肤平齐。

第九节 痣该不该点？脸说了不算
◇◇◇◇◇◇◇◇◇◇◇◇◇◇◇◇◇◇◇◇◇◇◇◇◇◇◇◇◇◇◇◇

自古以来，关于痣的词语比比皆是，比如"痣多星""美人痣"等。的确，如果在一张洁白无瑕的脸上长满零零散散的痣，太煞风景了！

那么，脸上的痣一定要"点"吗？首先，我们来从医学角度上认识一下痣。

与老年斑一样，痣也是常见的良性皮肤肿瘤。根据出现时间先后，可分为先天性痣和后天性痣，前者一般出生时即出现，而后者一般指的是出生后6个月直到老年这段时间生长出来的痣。痣颜色多样，可黑、可蓝、可棕；形状千奇百怪，可扁平、可突起、可长、可短、可圆、可扁。

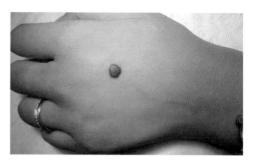

痣

根据痣细胞在皮肤内的位置不同，可将其分为交界痣、皮内痣和混合痣。交界痣平坦或稍高出皮面，边缘境界不甚清晰，表面光滑无毛发，多分布在掌跖和外生殖器处，因痣细胞和痣细胞巢主要位于皮肤的表皮和真皮交界位置，故称交界痣。交界痣的痣细胞增生能力相对活跃，有转变为恶性黑色素瘤的可能。皮内痣是成年后最常见的一类色素痣，最常见于头颈部，通常不发生于掌跖和外生殖

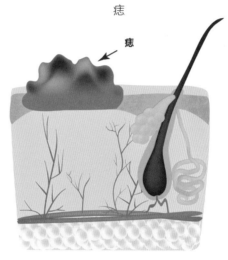

痣剖面图

器处，外观不一，可呈淡棕色、深棕色或黑色。皮内痣生长相对缓慢，很少发生恶变。混合痣兼具交界痣和皮内痣的特点，因此称为混合痣，多见于青少年，界限清楚，其上可有毛发生长，四周色素逐渐变淡。

很多小伙伴总觉得痣会恶变，天天忧心忡忡，想方设法要把痣消灭。但编者在这里提醒大家，痣可千万不能乱"点"，尤其是脸上的痣。过去医疗技术不发达的时候，甚至现在一些比较落后的地区，很多人还会使用"土方法"来"点"痣，即涂一点自己调制的"药水"在痣表面，通过腐蚀皮肤，然后结痂脱落，使皮肤再生从而达到去掉痣的效果。实际上，这样不但不能从根本上除痣，甚至会因为伤口处理不好而在脸上留下永远的瘢痕，严重者有毁容的可能！

与此同时，很多痣还是需要引起我们大家重视的，下面就归纳几个需要警惕的征象。

1. 短期内发生改变

如果某个部位的痣短期内面积突然变大，或痣的形状变得不规则、颜色不均匀、边缘模糊不清，一定要警惕癌变可能。此外，ABCDE 自查原则也是很管用的，包括非对称（Asymmetry），痣的外形不对称；边缘不规则（Border irregularity），痣边缘不整或有切迹、锯齿等，不像正常色素痣那样呈光滑圆形或椭圆形的轮廓；颜色改变（Color variation），正常色素痣通常为单一均匀颜色，而黑色素瘤主要表现为不均匀的黑色、褐色、棕色、棕黑色、蓝色、粉色甚至白色等不同颜色；直径（Diameter），痣直径大于 0.6cm 或短期内痣突然增大，直径大于 1cm 的色素痣建议在专科医生指导下做病理活检；隆起（Elevation），一些早期的黑色素瘤，表面会有轻微隆起。

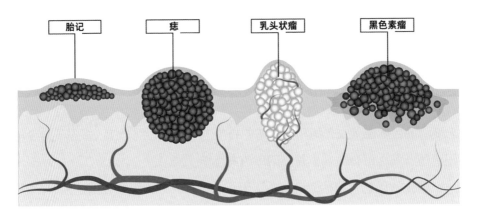

痣与其他皮肤病变的区别

2. 突发症状

如果痣突然出现持续瘙痒、疼痛、溃烂的现象，且表面凹凸不平，要警惕黑色素瘤可能。因此，当发现以上情况时，应尽早到正规医院皮肤科就诊，必要时进行病理活检明确诊断。因为黑色素瘤恶性程度高，所以要争取早发现、早诊断、早切除。

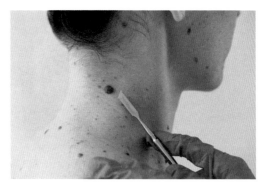

手术切除痣

3.警惕摩擦部位

长期受摩擦部位的黑痣（如足底、裤腰、领口等部位的痣）容易发生恶变，建议尽早处理，以免后患。

此外，还要提醒大家，不是所有的痣都适合激光去除的，如果痣比较深或者较大，还是建议手术切除，否则容易留下瘢痕或者复发。

第十节　眼见不一定为实，白斑还是白癜风

白癜风无疑是最常见的色素脱失性疾病了，一旦发现身体某块部分变白了，脑海里首先浮现的就是白癜风。白癜风影响美观，治疗困难，对患者的学习、生活、工作都造成了不同程度的影响。除了通过肉眼诊断，如果在 Wood 灯下白斑表现为亮白色，那白癜风的可能性就很大了。在白癜风恢复期间，可以在白斑上见到正常的皮岛，也是白癜风比较鲜明的特征，但不是所有白斑都是白癜风，白癜风只是表现为白斑的皮肤疾病之一，下面，编者就为大家整理了几个常见的非白癜风性白斑。

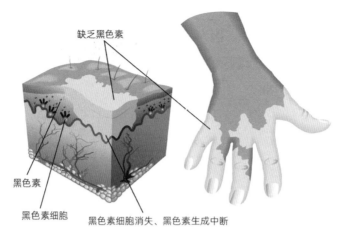

缺乏黑色素

黑色素

黑色素细胞

黑色素细胞消失、黑色素生成中断

白癜风表现

1.炎症后色素减退

炎症后色素减退常在外伤，皮肤疾病如扁平苔藓、红斑狼疮、银屑病等损害部位出现，当出现白斑时，不妨追溯自己的病史，想想之前是不是长过其他类型的皮疹。

2. 贫血痣

贫血痣与贫血无关，只是局部血管功能异常。为色素减退斑，多数出生时就有，但也可后天发生，一般出现后不变化，不会进一步变大或变白。摩擦白斑和周围部位时，周围皮肤变红，白斑不红，白斑看起更明显。Wood 灯下贫血痣白斑消失或不明显。

3.无色素痣

无色素痣常在出生时或出生不久出现，可呈片状、节段性 (分布与节段型白癜风类似) 或漩涡状分布，表现为色素减退斑，不会像白癜风那么白，周围也没有色素增深，边界模糊不规则，常呈锯齿状。持续终生不变，不会进一步变白。

4. 花斑糠疹

花斑糠疹俗称"汗斑"，由糠秕马拉色菌引起。一般表现为皮肤淡褐色斑或灰白色斑，表面有非常细薄的鳞屑，不痒不痛。好发于皮脂丰富的部位，特别是胸背、面颈部，常多发，对称分布。当表现为灰白色斑时，注意不要误认为"白癜风"。特别是在婴儿病例，发生于面部，由于面部经常擦洗，鳞屑较少时容易误诊为早期白癜风，可做真菌检查确诊。Wood 灯下呈淡黄色或淡褐色荧光。

5. 白色糠疹

白色糠疹又名单纯糠疹，俗称"桃花癣""虫斑"，但本病与蛔虫等寄生虫感染一般无关。常见于 3 ～ 16 岁的儿童和青少年，可自愈。早期为红色或粉红色，后期呈淡白色，表面有细小鳞屑。常多发，也可单发，多见于面部，少量可发生于躯干四肢。本病病因不清，有些研究者认为与糠秕马拉色菌有关。

6. 老年性白斑

老年性白斑又名特发性点状白斑，表现为针头至绿豆大的乳白色白斑，边缘无色素加深，白斑处稍凹陷。尽管表现为色素脱失斑(同白癜风)，但一旦出现，其大小不变，数量随年龄增加。

除了以上常见的表现为白斑的皮肤病，还有很多其他疾病，如 Bier 痣、斑驳病、白化病、对称性进行性白斑、伪梅毒性白斑及一些综合征伴发的白斑等。

所以说，莫要谈白就是白癜风，别躲在家里干着急，还是要及时去专业医院的皮肤科门诊看看！

第十一节 "脱皮"警示一二三

◇◇◇◇◇◇◇◇◇◇◇◇◇◇

脱皮在医学上的术语就是"脱屑"，门诊中很多患者对脱皮有一个先入为主的感觉，认为脱皮就是癣，在脚上就是脚气，在手上就是手癣。的确，癣是皮肤科表现为脱屑最常见的疾病之一，但绝对不是唯一的疾病，下面编者就带大家了解一下还有多少疾病会出现脱屑的表现。

1.湿疹、皮炎

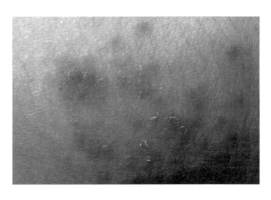

脂溢性皮炎、干燥性皮炎、神经性皮炎、特应性皮炎都会出现脱屑，只不过部位以及严重程度不同，大家的重视程度可能不同。临床上很难鉴别的就是手部湿疹和手癣，

皮炎

二者都有红斑脱屑的表现，如何鉴别呢？编者建议大家花几十块钱去医院刮点皮屑下来做个真菌镜检，就真相大白了！

2.银屑病

银屑病又称牛皮癣，正如其名，此病是以银白色脱屑著称，由于银屑病患者皮肤角质层的更新速度远超过正常人，肉眼看到的就是大片大片的脱屑，而这些脱下来的都是蛋白质，因此，应叮嘱这些患者多吃富含蛋白质的食物。

银屑病

3.玫瑰糠疹

玫瑰糠疹，名字很好听，也并不少见，一般多见于年轻女性，表现为沿皮纹分布的椭圆形红斑，边缘可见糠状脱屑，一般可自行消退，持续时间为 6 ～ 8 周，所以当被诊断为玫瑰糠疹时，也无需担心，对症处理即可。

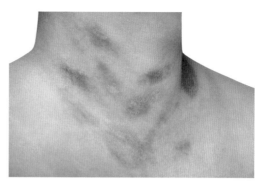

玫瑰糠疹

此外，还有大量与脱屑相关的皮肤科疾病，由于不常见，在此就不一一列举，编者只是想提醒各位，不要身体出现脱屑，就以为是真菌感染，不分青红皂白就把抗真菌药膏抹上。唯有对症下药，才能药到病除！

第十二节　谈激素色变，如何正确认识激素

"医生，不要给我抹激素啊！抹激素会不会发胖？会不会有副作用？"

相信每一位皮肤科医生在门诊中都会遇到这样的问题，此时只能耐心地重复着相同的回答。实际上，激素是一把"双刃剑"，并非只有负面的作用，只要合理应用，就能达到效果最大化和不良反应最小化！

1.用药适应证

外用糖皮质激素在皮肤科用途极其广泛，其适应证主要包括脂溢性皮炎、特应性皮炎、神经性皮炎、接触性皮炎、银屑病、淤积性皮炎、钱币状湿疹、

扁平苔藓、掌跖银屑病、天疱疮、大疱性类天疱疮、白癜风、环状肉芽肿、结节病等。因此，激素是皮肤科医师十分重要的武器，没有它可能会让医生手足无措。

2. 用药强度的选择

这取决于疾病种类、发病部位、疗程、患者年龄、受损范围等多个方面。从疾病种类划分：强效及超强效激素适合严重及肥厚性皮损的初始治疗，如银屑病、扁平苔藓、盘状狼疮、肥厚性湿疹、神经性皮炎、足部干裂等。中效激素适合特应性皮炎、乏脂性湿疹、淤积性皮炎、脂溢性皮炎等湿疹皮炎的初始治疗。弱效激素适合眼睑皮炎、尿布皮炎、轻度面部皮炎、间擦疹等轻度损害的初始治疗。从部位来讲，皮肤吸收率从高到低依次为：黏膜＞阴囊＞眼睑＞面部＞胸背＞上臂和大腿＞前臂和小腿＞手背和足背＞掌跖＞甲。故手足、背部一般选用强效激素；躯干、四肢一般选用中强效激素；头面部、会阴部一般选用弱效激素。从疗程上看：长期用药一般采用中弱效激素，短期用药选用中强效激素。从患者年龄考虑：成人可选用中强效或以上激素，儿童、老人则尽量选用中弱效激素。从受损范围方面考虑：受损广泛的情况，选用中弱效激素，受损局限的选用强效激素。

3. 用药剂量的选择

外用糖皮质激素也同样需要遵循适度的原则，这就需要结合药物的浓度与用药频率综合考虑，合适的药量非常重要，药量过少，达不到治疗效果，药量过大，则可能产生不良反应。需要注意强效激素每周用药量不应超过 50 克。药量的估量单位可以采用指尖单位（FTU）表示：即从一个 5mm 内径的药膏管中挤出一段软膏，恰好达到由示（食）指的指端至远端指间关节横线间的距离长度的药量，大约为 0.5 克。各个皮肤部位的用药剂量参考数值：面颈部约需 2.5 FTU，前胸、后背各需 7.0 FTU，单侧上肢需 3.0 FTU，单侧手需 1.0 FTU，单侧下肢需 6.0

FTU，单侧足需 2.0 FTU。小伙伴们可以参考以上的数值来合理使用外用激素。

4.特殊人群用药选择

（1）儿童用药：有一些婴儿因为使用了含有氯倍他索这种超强效激素成分的宝宝霜，变成了"大头娃娃"，所谓的"大头"，是比较典型的肾上腺皮质激素增多所致的外观表现，即满月脸。这些例子对家长的影响很大，

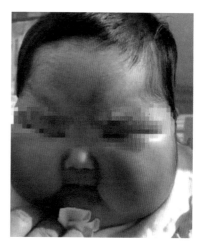

满月脸

不免"谈激素色变"。但是，局部外用糖皮质激素依旧是治疗儿童过敏性皮肤病的主要药物。由于儿童皮肤薄嫩，体表面积相对较大，药物经皮吸收量较成人多，如果连续外用时间过长、面积过大，则较成人更易产生不良反应。应用时需注意以下几点：连续性治疗不超过 2 周，用于婴儿尿布皮炎时尤其要谨慎；2 岁以下儿童治疗不得超过 7 天；敷药面积不大于体表面积的 10%；不密闭包扎。最重要的是，必须在专业医生的指导下使用！

（2）孕妇和哺乳期妇女的用药：由于目前还未在人体进行过外用激素对妊娠影响的研究，且尚不知道外用激素后是否通过乳汁排出，故妊娠期与哺乳期妇女应当谨慎使用。外用激素被美国食品药品监督管理局列入妊娠 C 类药，在欧洲皮肤病论坛 2017 年更新的《妊娠期糖皮质激素应用指南》中有以下几项推荐：在妊娠时使用外用激素应该选择弱效和中效激素；强效和超强效激素仅作为二线用药且只能短期使用；避免使用含抗生素的复方外用激素，这可能会增加胎儿生长受限和死胎的风险。

第十三节　湿疹？皮炎？傻傻分不清

湿疹是什么？皮炎是什么？其实就算是对于皮肤科临床医生来说，鉴别湿疹和皮炎也比较困难，更别说普通老百姓了。编者在仔细翻阅资料后，总结了几点鉴别湿疹和皮炎的重点，希望对大家有所帮助！

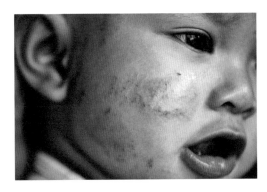

湿疹

1. 发病原因不同

湿疹病因复杂，为内外因相互作用的结果。内因如慢性消化系统疾病、精神紧张、失眠、过度疲劳、情绪变化、内分泌失调、感染、新陈代谢障碍等，外因如生活环境、气候变化、食物等均可影响湿疹的发生。外界刺激如日光、寒冷、干燥、炎热、热水烫洗以及各种动物皮毛、植物、化妆品、肥皂、人造纤维等均可诱发湿疹。皮炎较湿疹而言，病因稍显明确，且根据病因不同，可把皮炎分为神经性皮炎、特应性皮炎、脂溢性皮炎、接触性皮炎、干燥性皮炎、淤积性皮炎等，而湿疹只能根据临床病程分为急性、亚急性和慢性。

2. 皮损分布不同

皮炎造成的损害比较集中，界限清楚；而湿疹一般情况下比较分散，有整片或整群，一般没有特别明显的界限。

3. 皮损特点不同

从皮损的情况来看，皮炎可以表现为红斑、斑块、水疱等，且皮损比较单一；湿疹就比较复杂了，同一处损害可能会有几种皮疹，有的会出现红斑、丘疹、水疱，有的还有糜烂、溃疡、渗出、结痂等。

总而言之，湿疹和皮炎没有明确的界限，当找不到明确病因，无法诊断皮炎时，一般会放在湿疹的范围内。更重要的是，湿疹和皮炎的治疗原则都是一致的，使得区分的必要性变小了。

第十四节　拿什么拯救你？敏感肌、红血丝、激素脸

◇◇◇

编者在门诊经常会遇到一些爱美人士，自称是敏感肌、激素脸，满脸红血丝，可是从他们的描述上看，好像跟这些词儿也不搭边。下面编者就教大家好好认清自己的皮肤问题。

敏感性皮肤，简称敏感肌，是一种不健康的皮肤状态。通常是由于皮肤表皮的屏障非常脆弱，对于外界环境刺激无法做出适当的调整，从而引发的各种皮肤不适。

敏感肌的五大特征性表现为：

（1）受到外界刺激容易产生皮肤灼热、泛红、瘙痒、刺痛等。

（2）皮肤薄，角质层受损，容易脱屑。

（3）皮肤屏障薄弱，使用大多数化妆品和护肤品容易过敏。

（4）皮肤易出现红血丝，遇冷热等刺激容易潮红、瘙痒。

（5）皮肤锁水能力极差，常感到干燥、刺痛。

那到底该如何拯救敏感肌呢？

1. 修复皮肤屏障

修复皮肤屏障也就是修复、保护角质层，尽量使用温水洗脸，切忌使用清洁力过强的产品，以免对皮肤屏障进行二次伤害。尽量避免接触对敏感性皮肤负担重或有刺激的成分，例如人工香料、人工色素等，以及含有乙醇（酒精）、维 A 酸、水杨酸等刺激性配方的产品，推荐使用成分简单、温和的医用护肤品。最后，生活规律、饮食清淡、保持乐观和轻松的心态也有助于皮肤屏障的修复。

2. 补水和保湿

保持角质层含有充足的水分是皮肤抵御外界环境刺激的基础。因此，建议敏感性皮肤的小伙伴们尽量减少洗脸次数，选择含有保湿成分（如玻尿酸）的护肤品，多饮水，多吃蔬菜和水果，使皮肤保持一个水润的状态！

3. 加强防晒

敏感性皮肤的角质层普遍较薄，紫外线更容易穿透到真皮层，造成晒斑和光老化等问题，因此再次提醒各位爱美士，防晒！防晒！防晒！重要的事情说三遍哦！

4. 药物治疗

当皮肤变敏感后，只做好基础护肤是远远不够的，还需要借助药物治疗。药物治疗的原则为镇静、止痒、抗炎，如皮肤处于急性炎症期，建议使用生理盐水湿敷起到镇静的作用；皮肤瘙痒明显的建议在医生指导下口服抗组胺药物如盐酸西替利嗪、氯雷他定等止痒；此外，还可以口服复方甘草酸苷或者羟氯喹抗炎等。

5.激光治疗

当皮肤出现干、痒、潮红等，说明炎症已经累及真皮，如果不及时治疗，毛细血管就会加大加粗以输送更多的抗炎成分，久而久之，就形成了肉眼可见的红血丝。需要注意的是，当皮肤出现红血丝就为时已晚了，因为红血丝的治疗非常困难。目前国内外治疗红血丝的方法主要以光治疗为主，通过选择性光热作用原理，使血管热解、吸收、消退，常用的光为强脉冲光、脉冲染料激光、1064nm 长脉宽 Nd-YAG 激光等。

（1）强脉冲光：具有光斑大，治疗速度快，作用温和，可以进行针对性治疗以及脉冲数、脉宽、脉冲延时均可调等优点。但选择性不如激光那样好，因此需要反复治疗。

（2）脉冲染料激光：脉冲宽度在毫秒级，对于血管性皮损更具有针对性，效果良好。

（3）1064nm 长脉宽 Nd-YAG 激光：由于波长较长，穿透深度深，1064nm 长脉宽 Nd-YAG 激光能够治疗管径较大的血管，对于肉眼可见的、明显粗大扩张的红血丝效果更好。但是这种方法损伤周围非靶组织的概率也相对较大，表皮需要进行充分的冷却以减少损伤。

6.拯救激素脸

现在激素脸已经成为了一种常见的皮肤疾病，但是不少人对激素脸还一知半解，很多人一旦脸部出现发红、瘙痒等不适，就会担心自己是激素脸。下面就给大家详细介绍一下。

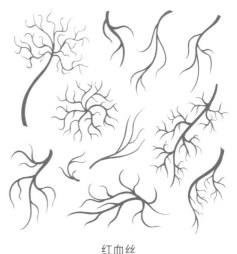

红血丝

激素脸，又称激素依赖性皮炎，主要是由于经常使用劣质护肤品、化妆品或者激素性药物所导致的一种皮肤疾病。激素脸的特征还是很明显的，主要表现为面部较多的红斑、红血丝、细小的鳞屑、散在的红色毛囊性丘疹，由于激素的抗炎和收缩血管的作用，局部的炎症反应能很快被抑制，可是一旦停用激素，血管再次扩张，局部皮肤再次出现红肿，甚至会比之前更加严重。从本质上说，激素脸属于敏感性皮肤的一种类型，都是皮肤屏障受到损伤，角质层变薄，抵抗力下降，对于外界的刺激变得十分敏感。因此，拯救激素脸的方式与敏感性皮肤类似，但必须要强调的一点是激素脸治疗期间要停止外用可能存在激素成分的所有护肤品或者外用药膏，使用修复类的皮肤学级护肤品代替，养成良好的护肤习惯，帮助皮肤逐渐恢复自身的屏障功能。

第六章

樊哥为你解决
"头顶"大事

正常掉发和脱发的区别
如何判断自己是正常掉发还是脱发
为什么男人脱发比女人严重
女性脱发是什么原因造成的
头皮屑多真的是因为不好好洗头吗
脂溢性脱发和脂溢性皮炎的关系有多大
传说中的"鬼剃头"是怎么回事
雄激素性脱发一定是雄激素升高吗？ 一定代表男性性欲强吗

第一节　正常掉发和脱发的区别

◇◇◇◇◇◇◇◇◇◇◇◇◇◇◇◇◇◇◇◇◇◇

"洗个头掉很多头发，我是不是脱发了""每天早上醒来枕头上看到很多头发，我是不是脱发了啊"。相信有不少的小伙伴深受这样的困扰，别慌，脱发似乎也没那么容易。

正常人毛发的生长是有一定周期的，也就是有自己的"节奏"，就像表皮需要不断更新，毛发也有自己的生长期、退行期和休止期。总体而言，约有84%的头发处于生长期，14%的毛发处于休止期，2%的头发处于退行期。所以，为了给新的毛发"腾地方"，每天都会有20～40根头发脱落。生理性的脱发每天不超过100根，所以说当短期内出现掉发增多，但数量没超过100根都不需要担心。

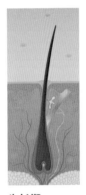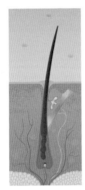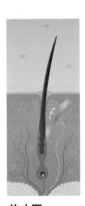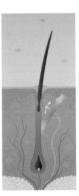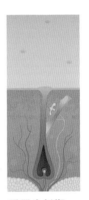

生长期 成长阶段　　**退行期** 过渡阶段　　**休止期** 停止阶段　　**休止期（脱落）** 脱落阶段　　**重回生长期** 生长阶段

头发生长的阶段

真正需要重视的是临床上说的病理性脱发，指的是由于各种外界因素，或自身病理因素的干扰，导致的毛囊萎缩、毛发生长期延迟、休止期延长等，具体表现常为头发的大量脱落，并且新生毛发没有及时"补位"，故而出现毛发稀疏。

另外，有些雄激素性脱发的小伙伴往往并没有感受到明显的掉发，却出现发际线逐渐上移，头顶毛发逐渐稀疏。这是因为雄激素性脱发通常是一个缓慢的过程，表现为毛囊逐渐微小化，最终被结缔组织所替代，因为毛发越来越细，逐渐不再长出，就算每天的掉发不超过几十根，也慢慢走向"秃顶"的道路。

第二节　如何判断自己是正常掉发还是脱发

◇◇◇◇◇◇◇◇◇◇◇◇◇◇◇◇◇◇◇◇◇◇◇◇◇◇◇◇◇◇◇◇

通常情况下，如果每天脱发数量大于 100 根，脱发区域轻轻拉拔也能拔出松动的毛发，或者定期拍照发现头皮出现了毛发稀疏、发际线后移等现象时，可以基本考虑为病理性脱发。

所以，如果出现掉发了，别自己吓自己，建议花点时间去找专业医生帮你判断。

第三节　为什么男人脱发比女人严重

◇◇◇◇◇◇◇◇◇◇◇◇◇◇◇◇◇◇◇◇◇◇◇◇◇◇◇◇◇◇◇◇

平常在大街上经常会看到中年男性的"地中海"发型，但环顾周围的女性，她们的头发往往挺茂密。这都是雄激素性脱发惹的祸。

雄激素性脱发，又叫脂溢性脱发，中国男性雄激素性秃发的患病率为 21.3%，女性为 6.0%，其主要和以下因素有关。

1.激素原因

雄激素性脱发往往表现为前额部和顶部头皮的毛囊在雄激素的影响下，新生毛发逐渐变细变软，最终无法长出。通常认为其发病机理与高雄激素血症，或者头皮毛囊对雄激素敏感性增高有关，其中公认的"罪魁祸首"是双氢睾酮，这是雄激素的代谢产物，由于女性本身雄激素水平比较低，且体内有雌激素可以与雄激素拮抗，所以很少发生雄激素性脱发。

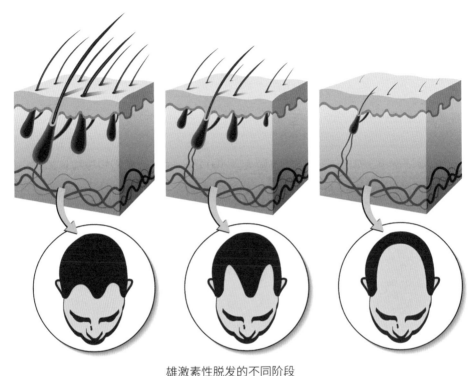

雄激素性脱发的不同阶段

2.遗传因素

雄激素性脱发还与遗传有关，目前认为其是一种多基因相关的疾病，有研究分析了雄性素性脱发人群中性别与脱发的关系后发现，男性的脱发风险显著高于女性，并且，随着年龄增长，男性脱发的风险增加更快。

和遗传有关是指家里人有脱发的情况，下一代就一定会脱发吗？其实也不一定，中国男性雄激素性脱发患者有脱发家族史的占 55.8% ～ 63.9%，也就是说，有四五成的脱发患者其实是没有脱发家族史的。有研究表明，有雄激素性脱发家族史的患者平均发病年龄更早，一级亲属（父母、爷爷奶奶、外公外婆）对患者的影响大于二级亲属（叔叔伯伯、兄弟姐妹等）的影响。父母双方都有雄激素性脱发的话，子女发病时间可能会更早。

即使有脱发家族史也不用太紧张，因为雄激素性脱发家族史与脱发的严重程度以及治疗疗效没有关系。不过，如果家人有脱发，还是建议多关注自己的毛发状态，尽量早期、规范、联合治疗。

第四节　女性脱发是什么原因造成的

1.雄激素性脱发

女性也会发生雄激素性脱发，其脱发模式是冠状区弥漫性中央稀疏，伴前额发际线的保留，类似"圣诞树"表现。有些女性也可表现为男性脱发的模式，即"额部发际线后移，顶部毛发逐渐稀疏"，考虑可能与遗传和雄激素水平有关。

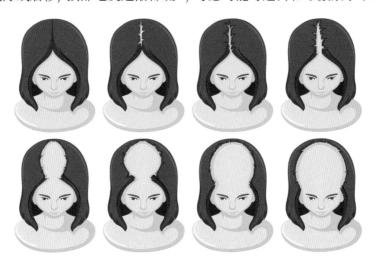

女性雄激素性脱发表现

2.产后脱发

女性怀孕期间体内会分泌大量的
雌孕激素，使毛发生长得非常旺盛浓
密，产后雌孕激素水平骤然下降，毛
发自然也会大量脱落，属于休止期脱
发。不过这类脱发通常是暂时性的，
大多在产后半年左右恢复。

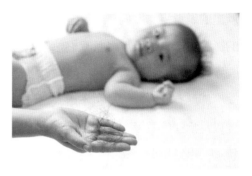

产后脱发

3.内分泌疾病

某些内分泌病，如甲状腺功能亢进、甲状腺功能减退、多囊卵巢综合征、
高雄激素血症等也会导致脱发，如果发现自己的脱发伴随其他症状如多汗、多饮、
易怒、甲状腺肿大、多毛、痤疮、月经不规律等，请及时至医院就诊。相应地，
上述疾病控制后脱发症状也会缓解。

4.快速减重

有些女性为了保持苗条的身材，会采用一些"魔鬼"减肥法（短期内节食配
合大量运动），体重下来了，头发也掉了不少。这是因为在节食减肥的时候，机
体处于应激状态，会优先"抛弃"不重要的东西以节约能量，首当其冲的就是毛发。

5.贫血

缺铁性贫血患者除了脱发之外往往还会出现面色苍白、乏力等症状，此时需
要去医院检查血常规，必要时还要完善网织红细胞等检查。

6.其他

最后，还有一些少见疾病，例如前额纤维性脱发、自身免疫性疾病（如红斑狼疮）等也会表现为脱发。如果在脱发的同时还有其他症状，建议及时去正规医院就诊。

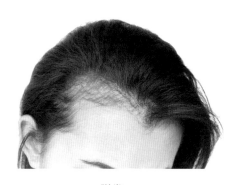

脱发

第五节　头皮屑多真的是因为不好好洗头吗

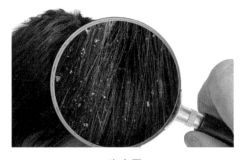

头皮屑

头皮屑多真的是因为不好好洗头吗？要回答这个问题我们首先要知道头皮屑是如何生成的。

头皮屑其实是凋亡并脱落的表皮细胞，是新陈代谢的结果，头皮的角质细胞不断更新，衰老的细胞逐渐脱落，就变成了头皮屑，一般情况下，只要定期洗头，这种更新过程是不易被察觉的。

但是，当头皮的角质细胞异常增殖时，就可能会出现"雪花"一样的头皮屑啦，而皮脂分泌旺盛、头皮的皮肤屏障受损、头皮微生态失衡，以及三者的相互作用，都可能会导致角质细胞的异常增殖，造成头皮处于"满是雪花"的状态。

正常的皮脂腺分泌有助于保持毛发的光泽，但皮脂分泌旺盛时（常见于青春期）激素水平波动较大，容易出现痤疮和头屑增多。此外，长期熬夜、精神压力大、高油高脂饮食的人群也会有皮脂腺分泌旺盛的情况，所以控制饮食、避免熬夜对保持头发的健康也很重要。

头皮皮肤屏障破坏主要与机械刺激有关，比如过度清洁、洗头时用力抓挠、长期用过热的水洗头、频繁染发烫发、使用不恰当的洗发产品等，有些洗发产品破坏了正常的皮脂膜，使头皮天然保湿因子损失增加，角质层受到破坏，头皮屑也因此增多，出现"越洗头屑越多"的现象。

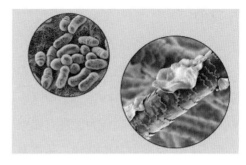

马拉色菌过度增殖

头皮微生态失衡主要指的是马拉色菌等的过度增殖，马拉色菌以皮脂为食，当皮脂腺分泌旺盛时，马拉色菌也会大量增殖，马拉色菌可以分泌脂肪酶，将皮脂中的甘油三酯和饱和脂肪酸分解为不饱和脂肪酸，后者不但会引起头皮瘙痒，还会导致角质层细胞的增生和异常角化，引起"片状头屑"。

这里先进行一个小结：皮脂腺分泌过剩会破坏头皮的皮肤屏障，并且也会为马拉色菌提供营养导致微生态失衡，马拉色菌的大量繁殖导致的瘙痒引起的搔抓会进一步破坏皮肤屏障，最终导致了头屑越来越多的现象。

因此，去屑也要从这三个方面入手，即修复头皮皮肤屏障，重建正常的头皮微生态环境，恢复正常的皮脂腺分泌状态。可以选择抑制真菌生长、缓解瘙痒、抑制上皮过度增殖的洗发产品，目前发现二硫化硒、羟基吡啶硫酮锌有抗马拉色菌的作用，水杨酸有角质剥脱的作用，可以改善表面鳞屑的情况，外用抗真菌药物如酮康唑、克霉唑等也有一定效果。此外，改善生活习惯也很重要，避免高糖高脂饮食，保持轻松愉快的心情，维持一定的清洁频率，避免过度频繁地烫染头发等，都是减少头屑袭来的有效手段。简而言之，选择含上述成分的洗发水、清淡饮食、避免过度清洗就是维持头皮及头发健康的关键！

此外，有些病理性的头屑增多，比如银屑病引起的头皮脱屑增多，会伴随红斑、束状发等。一些内分泌疾病或代谢性疾病也可能会出现头屑增多的情况，如果更换温和的洗发产品、改善生活习惯之后依然没有缓解，请及时就诊。

因此，当发现身边朋友头皮屑大量增多时，要做的不是提醒他好好洗头，而是帮助他找到原因，从根本上解决问题。

第六节　脂溢性脱发和脂溢性皮炎的关系有多大

◇◇◇◇◇◇◇◇◇◇◇◇◇◇◇◇◇◇◇◇◇◇◇◇◇◇◇◇◇◇◇◇◇◇

"脂溢性皮炎包括脂溢性脱发吗？""我有脂溢性皮炎不治疗会脱发吗？"这些都是门诊中经常谈到的问题，这时候就需要专业人士的解答了！

脂溢性皮炎是一种慢性炎症性皮肤病，好发于皮脂腺分泌旺盛的部位，比如头皮、面部、前胸等，通常男性好发，其原因与皮脂腺分泌旺盛，引起马拉色菌大量繁殖有关，此外，精神压力大、内分泌异常、维生素B族缺乏、化学刺激以及一些药物也会诱发脂溢性皮炎，临床表现为片状的红斑、鳞屑，可能会合并不同程度的瘙痒。

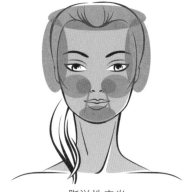

脂溢性皮炎

雄激素性脱发（脂溢性脱发）与遗传和体内雄激素水平有关，此外，睡眠不足、精神压力也是常见的诱因，临床表现为进行性、特征性的毛发稀疏。男性脱发的模式通常是额顶部和前额发际线的后退以及顶部头发的变薄，随着疾病进展，头部仅留枕颞区和枕区的一层薄发。女性脱发的模式通常是冠状区弥漫性中央稀疏，伴前额发际线的保留，类似"圣诞树"表现。

雄激素性脱发和脂溢性皮炎可以单独存在，也可以伴发，二者有共同的致病因素，即"皮脂腺分泌旺盛"，也有共同的诱因，如精神压力大、睡眠不足等。临床上，雄激素性脱发的患者很多都有脂溢性皮炎，但脂溢性皮炎的患者却不一定会有脱发的现象。

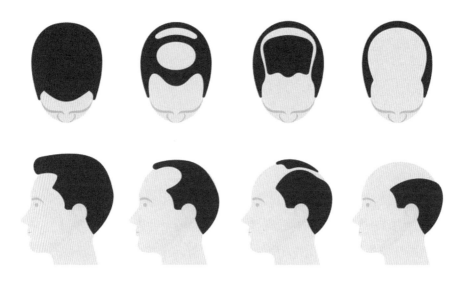

男性脱发

第七节　传说中的"鬼剃头"是怎么回事？

◇◇◇◇◇◇◇◇◇◇◇◇◇◇◇◇◇◇◇◇◇◇◇◇◇◇◇◇◇◇◇◇◇◇

电影《你好！李焕英》中有一个场景：一个姑娘一夜之间头发秃了一块。尽管剧情很搞笑，但如果这种事发生在自己身上，大家一定无法接受。其实这种现象也就是民间所说的"鬼剃头"，即临床上说的斑秃，是一种非瘢痕性脱发，青壮年多见，常常睡一觉起来发现头发掉了一块，或者在剪发的过程中被理发师发现。临床表现常为圆形或者卵圆形的斑片状脱发，斑秃可以发生于全身任何长毛发的地方，除了头发会斑秃，眉毛、睫毛等部位均会受到影响。"鬼剃头"是对斑秃很形象的描述，因为"发生突然"，并且有一定自限性，预后不留疤痕，也就是来无影去无踪。

斑秃的发生与免疫力有关，毛囊周围有一层"砖墙"，在正常情况下，炎症细胞被"砖墙"阻挡，不会攻击毛囊，但当精神压力大、睡眠不足、免疫力

　　　　　　　　　　　　　　　　　　　　　　　　樊哥聊皮肤

下降时，毛囊的"砖墙"破坏，炎症细胞趁机大量增殖并攻击毛囊，就会导致脱发，由于这种攻击大多为局域性，所以表现为斑片状的脱发。在活动期，斑秃患者脱发部位周围看似正常的毛发轻轻拉拔后即可"连根拔起"，这就是毛囊被炎症细胞攻击的结果。约 25% 的斑秃患者有家族史，说明斑秃与遗传也有一定关系。此外，斑秃还可能与创伤、感染、内分泌等有关。

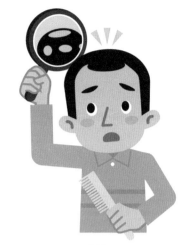

斑秃

斑秃的治疗分为外用药物治疗、口服药物治疗、物理治疗等。外用药物有米诺地尔溶液、强效激素软膏、接触性致敏药如二苯环丙烯酮等；口服药物有糖皮质激素（也可局部注射），免疫抑制剂如环孢素等；微针配合药物导入和光电治疗等物理治疗在临床工作中也有部分使用；对于难治性斑秃，生物制剂如 JAK 抑制剂等也是新兴的治疗手段。

第八节 雄激素性脱发一定是雄激素升高吗？一定代表男性性欲强吗

雄激素性脱发的病因目前尚未完全清楚，目前公认的机制与雄激素的变化或者雄激素受体敏感性增高有关。体内存在的雄激素主要为睾酮和二氢睾酮，后者是睾酮在 5α- 还原酶作用下产生的活性更高的雄激素。睾酮或二氢睾酮与雄激素受体结合后会引起毛囊微小化，进行性缩短毛囊生长期，从而导致脱发。

理论上，头皮雄激素受体敏感性增高的情况下，即使血液雄激素水平正常，也会引起脱发的发生。从这个角度而言，其与性欲没有关系，治疗雄激素性脱发也不会导致男人变"娘"！

不过，美国的一项研究调查了 879 名 40 ～ 60 岁的男性。研究人员询问了他们的性欲和性行为频率，并评估了他们的脱发情况。该研究结果认为性欲越旺盛，男性脱发的可能性越大。但目前国内没有相关研究证明这一情况。

第七章

樊哥带你走近时下热门的医美技术

第一节 Fotona 4D 到底是什么

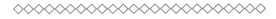

Fotona 4D 是德国"欧洲之星"激光公司研发的双波长的激光工作平台，运用波长为 1064nm 的激光和 2940nm 的铒激光进行分层加热治疗。"4"是指通过 Smooth、Frac3、Piano 和 Superficial 4 种专利技术（对应 4 种模式）的完美结合，分别针对筋膜层、皮下脂肪、真皮层、表皮层。

1.Fotona 4D和热玛吉到底有什么区别呢？

（1）治疗原理不同：热玛吉是利用射频能量直接让皮肤纤维收缩，诱导体内胶原蛋白再生，使其重新排列，从而达到紧肤、除皱、年轻态的目的。从原理看，当它的温度达到 65°C ～ 70°C 时，就会让胶原蛋白受损、收缩，随后胶原蛋白重生并拉紧皮肤。而 Fotona 4D 是利用 1064nm 和 2940nm 两种波长的激光，作用于皮肤多个层次，内外联合，综合治疗，从而达到多方位紧致、提拉皮肤的效果。

（2）治疗层次不同：热玛吉作用于真皮深层，直接解决皮肤衰老的根源问题——胶原蛋白的流失，解决的是松弛、皱纹等衰老问题，因此，其重在紧致。Fotona 4D 使用 4 种模式作用于皮肤不同层次，实现的是皮肤的全层治疗——从深层的溶脂到表皮的紧致提拉、改善肤质，是多层抗衰，属于"广而缓"的方式，能够明显改善肤色、肤质、皱纹。

（3）疼痛感不同：虽然痛感因人而异，但就使用者反馈来看，热玛吉疼痛感较强，Fotona 4D 痛感较弱。

（4）治疗时间不同：以面部为例，热玛吉治疗一次通常需要 1 ～ 1.5 小时，频率为每年 1 次，术后即刻效果也明显；Fotona 4D 4 个模式全部做完至少需要 1.5 小时，并且最好以 3 次为一个疗程，起效较缓慢。

2.Fotona4D能改善什么问题?

（1）溶脂塑形：改善面部皮肤下垂、苹果肌下垂、嘴角下垂、双下巴、面部脂肪堆积、下颌线模糊。

（2）祛纹除皱：改善口周皱纹、木偶纹、法令纹、额头细纹、颈部松弛皱纹。

（3）眼周年轻化：改善眼周细纹、眼袋、黑眼圈、眼部松弛下垂。

（4）焕肤嫩肤：改善肤色暗沉，改善皮肤粗糙，改善肤质，细致毛孔。

3.为什么要在口腔里做?

因为口腔内的黏膜组织是最接近筋膜层的，更容易起到改善法令纹、口角纹、让皮肤收紧的效果。做完后完全可以正常吃饭喝水，操作不会对黏膜造成损伤。

4.治疗时候会痛么? 一般需要治疗多久?

Fotona4D 治疗不需要敷麻药，是温温热热的感觉，极少数比较敏感的人会觉得个别加强的部位有微微刺痛的感觉，但都是可以接受的。治疗时间要根据每个人的皮肤状态以及松弛程度决定，一般每次治疗 1.5 ～ 2 小时，1 个月 1 次，3 ～ 5 次后才会有明显的效果。

5.治疗前后需要注意什么?

（1）治疗完即刻皮肤会有轻度红、热感,可能会有水肿,这些都是正常现象。

（2）治疗后皮肤会比较干，治疗结束 2 小时后需要敷无菌补水修护面膜，治疗结束后 3 ～ 7 天需要减少对皮肤的刺激与揉搓。同时避免日晒，治疗结束后一定要使用 SPF 30 以上的防晒乳，注意补水、保湿以避免色素沉着。

（3）无特殊情况，第 2 天就可以化妆，但是要做好保湿、防晒。

（4）治疗后 1 个月避免使用去角质、果酸类产品。

（5）口腔加强区域稍有刺痛感属于正常现象，治疗结束后 3 天勿食用辛辣刺激性食物。

（6）如皮肤偏薄，治疗后出现局部红肿或红疹，属正常现象，1 ～ 3 天后会自然消退（存在个体差异）。

（7）术后勿用舌头舔口腔黏膜，注意保持口腔卫生，饭后及时漱口（可用漱口水清洁口腔），术后 3 天勿食用辛辣刺激的食物，经常出现口腔溃疡者，术后可能会有口腔溃疡，属于正常现象，注意清淡饮食，勿熬夜。

第二节　神秘的富血小板血浆

◇◇◇◇◇◇◇◇◇◇◇◇◇◇◇◇◇◇◇◇◇◇

在组织创伤的早期，人体内有数百种生长因子参与组织修复，但是随着创伤愈合时间的推移，这种高浓度的生长因子就大大减少了。血液学科学家们在 20 世纪 70 年代用"富血小板血浆（platelet-rich plasma，PRP）"来描述血小板计数高于外周血的血浆，也就是用自体血清制作的含高浓度血小板的血浆，科学界一致认为富血小板血浆含有高浓度的生长因子，注射在损伤部位后，创伤的整个愈合期都能保持高度的再生能力。目前认为，血小板数至少为正常血液中的 4 倍才能被称为"富血小板血浆"，其最大的优势在于含有各种类型的生长因子，且来源自体，不会产生异体排斥反应，同时具有取材方便、制备简单、效果佳等优点。

1. PRP的组成

PRP 由血小板及血浆组成。血小板具有生物活性，有止血和促进组织愈合的作用。血小板激活以后，可以释放大量生长因子和细胞因子，各种生长因子能起到不同的功效。其中，表皮生长因子能够修复上皮细胞，加快血管生长，加速组织修复；成纤维细胞生长因子可以激发新活细胞，加速组织修复；转化生长因子能够促进血管上皮细胞修复再生；血小板衍生生长因子能够产生胶原蛋白，促进血管生长，激活细胞再生；血管内皮生长因子能够强力修复组织，激发透明质酸和胶原蛋白。

2. PRP 的安全性及有效性

（1）PRP 作为自体血液制品，避免了同种异体产品的疾病传播风险，也避免了抗体形成和移植物排斥的风险。

（2）局部注射 PRP 可能会引起注射部位的暂时疼痛、瘀斑、炎症后色素沉着等，尚无严重不良反应的报道。

（3）PRP 在治疗雄激素性脱发、痤疮瘢痕以及皮肤年轻化方面的研究已较为成熟，无论是单用治疗还是联合治疗，其疗效均显著有效。

3. PRP的功效

（1）减轻皱纹：PRP 富含多种生长因子，在注入真皮浅层后，能够刺激大量胶原蛋白、弹性纤维等的产生，促进皮肤组织的生长及重新排列，减轻比较浅的抬头纹、额纹、川字纹、鱼尾纹、眼周细纹、鼻背纹、法令纹、嘴角皱纹、颈纹。如果皱纹比较深，往往由肌肉过度肥大引起，可能还是需要肉毒素的协同治疗。

（2）填充瘢痕：PRP 内含多种生长因子，可以促使组织再生，对凹陷性瘢痕（比如痘坑）、组织缺失有特殊功效。

（3）改善肤质：PRP 内的活性因子可加速和促进皮肤微循环的建立，从而提高新陈代谢，全面改善肤质和提亮肤色，同时也能够改善眼袋和黑眼圈问题。

（4）延缓衰老：PRP 可促进皮肤组织的生长及重新排列，从而达到全面提升皮肤状态，持续延缓衰老。

（5）淡化色斑：注射 PRP 可重建面部微循环，加速代谢，能够有效改善色素沉着、日晒斑、黄褐斑等多种色斑。

（6）治疗脱发：PRP 可以释放大量的生长因子，刺激毛囊部位的干细胞，使干细胞增殖分化，促进毛发生长，临床上经常用于雄激素性脱发的辅助治疗。

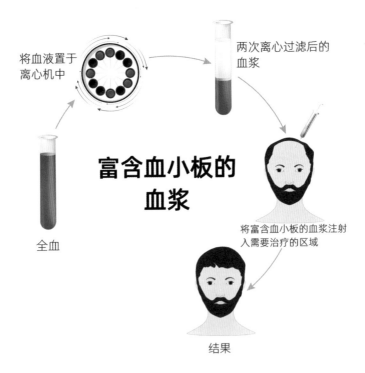

将血液置于离心机中

两次离心过滤后的血浆

富含血小板的血浆

全血

将富含血小板的血浆注射入需要治疗的区域

结果

PRP 制备及治疗流程

樊哥聊皮肤

（7）注意事项：

①注射后几天内在注射部位可能会出现轻微肿胀、淤血，这属于正常现象，一般 3 天左右即可消退。

②治疗后 2 周内避免服用非甾体抗炎药、解热镇痛药，如阿司匹林、芬必得、扶他林等。

③治疗后 1 周内不要游泳、蒸洗桑拿等。

④治疗后 1 周内勿饮酒、食用海鲜和有刺激性的食品。

（8）禁忌证：

①血小板功能障碍综合征；②纤维蛋白合成障碍；③血流动力不稳定；④败血症；⑤急性和慢性感染；⑥慢性肝病；⑦正在接受抗凝治疗。

4.小结

目前 PRP 的管理较为严格，对于其疗效暂未形成共识，尤其是在痘坑的治疗、面部年轻化等相关领域，其治疗次数、注射深度，甚至用量等均无明确的说明，此外，PRP 也不是某些疾病的唯一治疗选择，因此建议在专业医生的指导下，谨慎使用此治疗手段。

第三节 非剥脱性点阵激光和剥脱性点阵激光要怎么选择

◇◇

1.点阵激光是什么

点阵激光是以激光发射的形式，把光束密集、有序地覆盖在需要治疗的部位，作用深至真皮浅层，能够诱导皮肤胶原纤维的再生，达到"磨皮效果"，

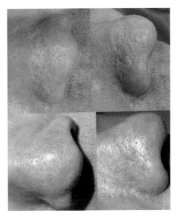
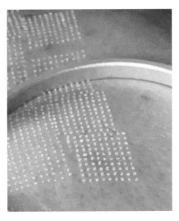
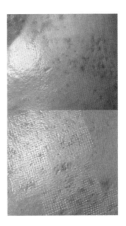

| 点阵激光改善效果 | 点阵激光治疗过程 | 点阵激光治疗前后 |

对于有痘坑，或者需要"磨皮"的小伙伴是很好的选择。点阵激光又分为剥脱性和非剥脱性两种。

（1）剥脱性点阵激光：常见的有点阵二氧化碳激光（波长为 10600nm）、点阵铒激光（波长为 2940nm），这类激光在治疗的时候，所发射的光会被皮肤组织中的水大量吸收，产生大量的热能。水分被气化，达到剥脱全部表皮及部分真皮的作用，所以皮肤受到的损伤相对较大。其优点在于治疗效果相对更加直接，治疗所需次数相对较少。但是缺点也很明显，恢复时间较长，一般 2～3 天才可完成真皮及表皮的初步修复，有长达 2 周左右的持续恢复期，还有可能出现持续性红斑、渗出、结痂，甚至色素沉着、局部感染等不良反应，对于治疗后的护理要求比较高。一般每两个月治疗 1 次，需要 3～5 次治疗。

（2）非剥脱性点阵激光：包括铒玻璃激光（波长为 1540nm、1550nm 等）、掺钕钇铝石榴石激光（波长为 1060nm），非剥脱性点阵激光在治疗时，皮肤中的水分也会吸收产生的热量而汽化，但是产生的热能远低于剥脱性点阵激光。基本上不损伤表皮肤质，这也就意味着术后不良反应发生率更低，恢复时间更短，一般治疗后 1～2 天即可恢复正常生活。非剥脱性点阵激光一般 1～2 个月治疗 1 次，一般需要 5～7 次治疗。

樊哥聊皮肤

要注意，无论哪种点阵激光，由于面部皮肤问题的严重程度不同，疗程并不固定，有时并不能达到小伙伴们的心理预测效果。

2. 非剥脱性点阵激光的疗效和剥脱性点阵激光哪个更好？

非剥脱性点阵激光单次的疗效可能不如剥脱性点阵激光，但是它的安全性非常好，适合各种皮肤类型，而且对于季节的要求比较低，因此优势非常明显。进行 5～7 次连续的非剥脱性点阵激光治疗疗效可以媲美 1 次剥脱性点阵激光。

3. 非剥脱性点阵激光疼吗？

如果不敷麻药会有轻度疼痛感，部分人能够耐受，但痛阈较低的人还是建议敷麻药来提高舒适度。

4. 非剥脱性点阵激光治疗后会有什么不良反应？

由于能量的设定会根据每个人肤质情况的不同而改变，治疗后的反应也不完全相同，大部分不良反应比较轻微。治疗当天皮肤可能会出现发红、轻度肿胀，持续时间 1～3 天不等，此后就会恢复正常，极少数人会有轻微的结痂，但 1 周之内也会消退。

5. 非剥脱性点阵激光治疗后需注意什么？

非剥脱性点阵激光治疗后的护理相对比较简单，第二天就可用清水洗脸，涂一些比较安全的功效型护肤品。不过，还是建议治疗后 24 小时内不要化妆，一定要做好保湿和防晒工作。

6. 非剥脱性点阵激光一个疗程几次，治疗后效果如何？

具体疗程需要根据不同情况决定，如治疗毛孔粗大和细纹时，因为选择的能量较小，可以每个月做1次，3～5次为1个疗程。基本上每做1次都会看到皮肤问题有所改善，3次之后的效果比较明显。

7. 非剥脱性点阵激光治疗后如何护理？

（1）术后当天不洗脸，第2天开始可以用清水洗脸，3～5天后可以正常洗脸化妆。

（2）术后即刻使用医用修复贴冷敷，术后1周内要加强保湿和防晒，每天使用1次医用修复面膜，要多涂修复保湿的水乳霜（建议早晚各一次）。

（3）注意防晒，术后1周内以硬防晒为主，使用帽子、口罩、墨镜、伞等，后期使用SPF 50+的防晒霜和物理防晒剂进行防晒。

（4）1周内不要蒸桑拿和剧烈运动，避免大量出汗，戒烟酒，不吃海鲜和辛辣刺激性的食物。

8. 总结

关于两种激光治疗效果的差异性，目前在临床上尚有争议，有相关临床研究显示，治疗痤疮疤痕时，剥脱性点阵激光的效果要优于非剥脱性点阵激光。但也有些临床研究则表示，二者的治疗效果差异并无统计学意义。所以对于两种点阵激光的选择，应该遵循以下原则：

（1）疼痛耐受度较高、痤疮疤痕较严重、有比较长的时间可以完成术后恢复的（至少两周），可以尝试选择剥脱性点阵激光。

（2）疼痛耐受度较低、痤疮疤痕较轻微、没有时间充分恢复的，更适合非剥脱性点阵激光。

（3）每个人的实际情况并不相同，包括皮肤差异、对激光的敏感性等都会影响治疗方式的选择。需尽量找到信任的医生，这样能对治疗连续性做总体评估。

（4）对于有毛孔粗大、改善肤质、提亮肤色等需求的人，还是建议选择非剥脱性点阵激光。

第四节　关于注射肉毒素，你最在意的是什么

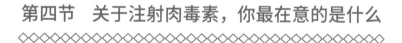

1.什么是肉毒素？

肉毒杆菌素简称"肉毒素"，是肉毒杆菌在繁殖中分泌的一种 A 型毒素，只需微量就能致命，但是因其可以阻断神经肌肉运动，起到除皱效果，被广泛应用于面部年轻化、延缓衰老、改善面部轮廓等方面。很多小伙伴知道它的作用，比如：除皱、瘦脸、瘦腿、瘦肩、抑制皮脂分泌、改善毛孔粗大、去除腋臭等。其实，作为一种药品，肉毒素还被用于治疗眼睑痉挛、面肌痉挛、痉挛性斜视、慢性偏头痛、三叉神经痛、间质性膀胱炎、瘢痕疙瘩等几十种疾病。

目前，肉毒素在临床上的应用十分广泛，但是一旦注射过量，则可能产生复视、表情不自然等不良反应，甚至危及生命。因此肉毒素的稀释程度、注射部位、注射时机和每次注射的间隔时间等都有非常严格的要求，故必须由具有丰富医疗经验的医生操作。需要注意的是，孕妇、哺乳期妇女、重症肌无力症患者、多发性硬化症患者、上睑下垂患者、身体非常瘦弱的人、有心、肝、肾等内脏疾病的人及过敏体质者，不得使用肉毒素。

2.肉毒毒素作用的原理

我们在做表情的时候会有表情肌的收缩，此时产生的皱纹叫动态纹（即表情纹）。随着年龄的增长，不做表情的时候这个皱纹也会持续存在，叫作静态纹。出现皮肤静态纹时皮肤深层的胶原被破坏，就会形成固定皱纹。肉毒素有化学

去神经作用，注射后可作用于神经肌肉接头处，抑制乙酰胆碱的释放，神经冲动传过来以后对应的肌肉不能收缩，从而放松肌肉。肉毒素配合玻尿酸或者胶原蛋白使用不仅可以解决动态纹，还可以有效消除静态纹。不过这种效果不是永久的，大概能持续 4～6 个月。随着神经的恢复，肌肉松弛的作用会消失，皱纹又会渐渐出现。

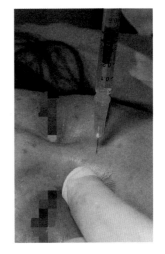

注射肉毒素去除眉间纹

3. 肉毒素有不良反应吗？

任何药物都会有一定的不良反应，肉毒素也不例外。根据研究，它的不良反应非常小，持续时间也比较短。有极少的病例出现轻微的眼角下垂或眉毛下垂，少数患者会出现轻微的瘀斑。但是要注意，过量注射有可能产生全身无力、恶心等表现，所以单次注射一般建议不超过 200 个单位。

4. 注射肉毒素后是否会出现表情僵硬？

肉毒素的主要作用是阻断局部肌肉的过度收缩，如果注射后出现严重的表情僵硬，可能与注射的剂量过大、注射的位置和层次不当有关。只要是由专业医生进行治疗，通常不会出现上述状况。

5. 肉毒素的效果能持续多久？

由于个体差异不同，对药物的耐受、代谢都有所区别，不同人、不同注射部位维持的具体时间无法确定，但是其效果通常持续 4～6 个月不等。

6. 使用肉毒素的最佳年龄是几岁?

目前来说没有一个明确的年龄界限。

7.注射肉毒素后能否按摩面部?

注射肉毒素后当天应避免大力按摩注射部位，防止药物弥散。可以正常洗澡、洗脸、擦面霜，医生通常建议注射后6小时内保持身体直立位。

8.注射后多久可以化妆?

一般注射6小时后就可以化妆，但为了避免化妆时的局部按压，一般建议注射后第二天再化妆。

9. 注射完肉毒素会不会肿?

一般情况下，以瘦脸或除皱为目的的注射不会造成明显的肿胀，注射过程中医生会尽可能避开肉眼可见的血管，但有些人的血管比较隐蔽，如果扎到血管会在注射的局部出现一个小的瘀斑点，一般1周左右可以消散。

10. 间隔多长时间的注射效果是最好的?

大多数患者的疗效持续时间为4个月（仅作参考），要根据患者的具体情况，由医生决定注射间隔。停止注射后皱纹情况将回到基线状态，没有依赖性，但是可能会出现耐药性。

11. 注射肉毒素后应该注意些什么?

（1）注射肉毒毒素后 4 小时内，安静休息，不要做剧烈活动。

（2）不要去按摩注射肉毒素的部位，以免肉毒素扩散到其他部位，2 周内禁止进行按摩、蒸桑拿、泡温泉等活动。

（3）注射后可能出现局部瘀斑、肿胀，注射后需要冷敷 15 分钟左右。

（4）注射后 1 周内不要吸烟、喝酒，不吃辣椒、海鲜等刺激性食物。

（5）注射肉毒素前 2 周内不要服用阿司匹林、氨基糖苷类抗生素。

第五节　光子嫩肤——真的能一键磨皮，无惧素颜吗

1.光子嫩肤到底是什么?

（1）光子嫩肤：是一种先进的高科技美容项目，采用特定的宽光谱彩光，直接照射在皮肤表面，它可穿透至皮肤深层，选择性作用于皮下色素或血管，分解色斑，闭合异常的毛细血管。同时，光子还能刺激皮下原胶蛋白的增生。其理论基础是选择性光热作用。

（2）完美脉冲技术：英文全称为 optimal pulse technology，简称 OPT，它与传统的光子嫩肤相比，能够消除起始部分超出治疗能量的能量峰，提高安全性。同时也能避免后续脉冲能量衰减而不能达到治疗区间，提高临床有效性。

（3）窄谱强脉冲光：英文全称为 dye pulsed light，简称 DPL，主要波长为 500 ～ 600nm、550 ～ 650nm 两个波段，相比较于传统的光子嫩肤，其作用范围更加精准，能够覆盖两个血红蛋白的吸收高峰。

（4）更先进的完美脉冲技术：英文全称为 advance optimal pulse technology，简称 AOPT，是新一代的 OPT。OPT 的模式只能调节总能量，AOPT 在 OPT

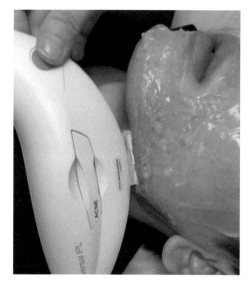
光子嫩肤祛痘

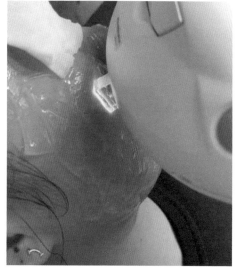
光子嫩肤去除红血丝

脉冲个数、脉宽、脉冲延迟均可调节的基础上，还能调节每个子脉冲的能量密度，能够针对患者的不同需求做出更个性化的改变，制订更加个性化的方案。

2.光子嫩肤可以改善的问题

（1）红血丝：强脉冲光的蓝绿谱带能选择性地被红细胞中的血红蛋白吸收，在瞬间产生较强的光热作用，并将热量传导到毛细血管的内皮细胞，如果受热时间足够长，血管就会发生凝固变性，丧失收缩和舒张功能，此后被人体的吞噬系统分解吸收，逐渐消除。

（2）雀斑：光子的能量只选择性地被雀斑中的色素小体吸收，使色素小体在瞬间产生爆破效应被击碎。击碎的黑色素颗粒或者随皮屑脱落，或者由人体巨噬细胞吞噬后随新陈代谢排出体外。大部分雀斑患者只需 3 ～ 5 次治疗，每次间隔 4 周即可见效。

（3）痘痘、痘印和皮脂腺过度分泌（"大油田"）：

① 强光可以被皮脂腺腺体特异性地吸收，从而使腺体萎缩，改善脂溢状态，缩小毛孔。

② 可以分解毛囊口的黑头，疏通毛囊口，有利于内容物的清除。

③ 可激发痤疮丙酸杆菌的原卟啉合成，原卟啉暴露在特定光源下会发生光敏反应，进而杀死痤疮丙酸杆菌。

④ 具有很强的光调作用，可以消除局部的炎症，促进红斑、印记、毛细血管扩张的消除；

⑤ 强光可以帮助真皮层的胶原纤维新生以及重排，有利于痤疮瘢痕的恢复。

3.光子嫩肤会使皮肤变薄吗?

答案是不会。很多人认为光子嫩肤会烫伤皮肤，破坏角质层，使皮肤屏障受损，其实是一种误解。光子嫩肤的光热效应能激活皮肤中的成纤维细胞，增加胶原纤维、弹力纤维、透明质酸(玻尿酸)的合成。诱导新生的胶原蛋白和弹力蛋白重新排列后，皮肤会变得更有弹性、光亮紧实，皱纹会减少，毛孔会变得细致。

4.光子嫩肤会使皮肤变敏感么?

答案也是不会。很多人认为，光子嫩肤会导致皮肤变薄，使皮肤的保护能力下降，皮肤会变得敏感，不耐热、不耐风，对化妆品更敏感。光子嫩肤虽然在短期内(术后1周左右)会因为光热作用加速水分蒸发，促进角质层的脱落，有时还会形成细小的微痂。但是所有的"损伤"都是在可控范围内的，新愈合的皮肤具有完整的结构和正常的功能，所以光子嫩肤不会使皮肤变得敏感。

5.做了光子嫩肤就能一键美颜，拥有牛奶肌么?

科学研究证实，强脉冲光能够修复受损皮肤，减少炎症介质的释放，去除多余的红血丝，增强皮肤的新陈代谢，能够有效改善肤质，提亮肤色。但是每个人的皮肤质地、肤色、细腻程度、黑色素颗粒分布、毛孔等都是不一样的，试想一下，土壤的肥沃程度不一样，使用相同的灌溉技术，肯定原本较为优良的土地产生的效益更大，所以按照同样的治疗方法，其产生的效果也不尽相同。

6.光子嫩肤术后该怎么护理?

（1）治疗后用清水洁面，使用医用冷敷贴补水、消炎，促进皮肤的修复。

（2）在面膜外贴上冰袋 15 ～ 30 分钟，辅助降温，以减轻局部的灼痛感；或者进行冷喷。

（3）治疗后最好使用敏感性皮肤专用的皮肤学级护肤品，避免使用美白、祛斑等功能性化妆品，以保湿产品为主。

（4）应避免日晒，长期规律性地使用防晒霜（防晒指数 30 以上、PA+++)，以防止色素沉着的发生。

（5）术后可以洗脸、洗澡，对进行正常的日常活动没有影响。

7.小结

光子嫩肤确定有着其他光电治疗无可比拟的优点，但是也不能夸大它的疗效。同时，尽管有经验、有资质的医生操作正规设备时，出现不良反应的概率较低，但不代表不会发生，有时仍会出现局部红斑、水肿、炎症后色素沉着等不良反应，其疗效也并不能让所有人满意。因此，编者在这里再次强调，无论进行何种美容项目，都应由专业医生评估并制订针对性的方案后进行。

第六节　果酸换肤到底是什么？自己在家里可以做吗

◇◇◇◇◇◇◇◇◇◇◇◇◇◇◇◇◇◇◇◇◇◇◇◇◇◇◇◇◇◇◇◇◇◇◇◇◇◇

　　果酸，即 α- 羟基酸，是从各种水果、甘蔗、酸奶、果酒中提取的一系列 α 位有羟基的羧酸，故俗称果酸。由于其分子量相对较小，水溶性和渗透力强，作用较为安全，容易穿透角质层被皮肤吸收，能够促进表皮细胞的新陈代谢及真皮层胶原纤维的合成，改善毛孔粗大，消除皮肤皱纹，保持皮肤湿润，对抗皮肤老化。

1.果酸的种类

　　(1) 第一代果酸

　　因其结构不同，第一代果酸按分子量从小到大排序依次为甘醇酸、乳酸、苹果酸、酒石酸、枸橼酸、杏仁酸等。

　　乙醇酸从甘蔗中提取，又称甘醇酸，是果酸中相对分子量最小的，最易渗透皮肤的表层，吸收效果也最明显，在浅表化学换肤术中应用最为广泛。

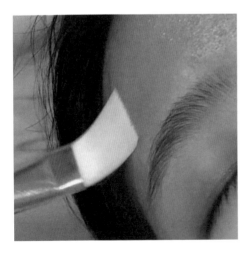

刷酸过程

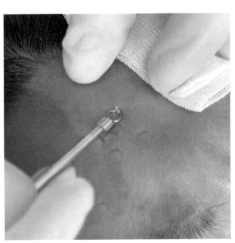

刷酸后挑粉刺

（2）第二代果酸

多聚羟酸 (polyhydroxy acids, PAHs) 是具有多重羟基的羧酸，多表现为内酯形式，以葡萄糖酸内酯为代表。葡萄糖酸在内酯状态下并无酸性基团的作用，在进入皮肤内转变为葡萄糖酸时才具有果酸的结构，相比第一代果酸，它刺激性小、温和、保湿效果更强，更适合皮肤干燥、敏感的人群。

（3）第三代果酸

第三代果酸以乳糖酸及麦芽糖酸为代表，相比第二代果酸，其较温和且保湿性能更强，除了有舒缓皮肤炎症的作用，还有较强的抗氧化功效。

2.常用的酸类

杏仁酸是第一代果酸，与皮肤亲和力最高，具备良好的杀菌能力，能够防止细菌感染，对于皮肤来说，其较为温和不刺激，很少产生红肿现象。

水杨酸也是常用的酸类之一，它不属于果酸，具有清除油脂、去角质作用，缺点是皮肤容易干燥，使用完毕后需要加强保湿，否则容易有紧绷、脱皮现象。

3.果酸的作用

（1）对表皮的作用

①活化类固醇硫酸酯酶和丝氨酸蛋白酶，降解桥粒，使角质层细胞分离脱落。

②清除堆积在皮脂腺开口处的角质形成细胞，使皮脂腺排泄通畅，疏通毛囊口堵塞。

③减少皮内水分蒸发，防止细菌侵袭皮肤，起到保湿、保护皮肤屏障的作用。

④调节角质形成过程，更新或重建表皮，使表皮增厚，角质层变得致密且光滑。

（2）对真皮的作用

①可启动损伤重建机制，促进真皮成纤维细胞的合成和分泌功能，使胶原纤维、弹力纤维密度增高，提升皮肤弹性，减少细纹和皱纹。

②果酸还可激发内聚葡萄糖胺与其他细胞间基质的合成，促进真皮释放出更多的透明质酸，刺激真皮酸性黏多糖的生成，增强真皮细胞的水合能力。

4.果酸能治疗什么皮肤疾病？

（1）痤疮

痤疮是一种多因素导致的慢性毛囊、皮脂腺炎症，主要致病因素包括：皮脂分泌过多、毛囊皮脂腺导管的过度角化、痤疮丙酸杆菌的增殖、过度的免疫反应、遗传以及心理因素的影响等。果酸能纠正毛囊上皮角化异常，促进毛孔周围的角化栓塞脱落，疏通毛囊漏斗部。

同时，果酸本身是弱酸，酸性环境不利于绝大多数细菌的生长，故也可以通过抑制痤疮丙酸杆菌的生长来达到治疗痤疮的目的。此外，果酸具有促进皮肤新陈代谢的作用，能减轻或去除痤疮遗留瘢痕和色素沉着。

（2）黄褐斑

黄褐斑是一种常见的获得性色素增多性疾病。黄褐斑表现出皮肤色素过度增加可由外源因素如紫外线对黑色素细胞的直接刺激引起，或由角质形成细胞或其他细胞（如成纤维细胞）释放的细胞因子和生长因子对黑色素细胞的间接刺激引起。果酸作为一种促进表皮更新的特殊治疗技术，其能加速表皮脱落，重塑表皮，抑制黑色素形成。果酸能有效治疗色素沉着性皮损，在淡化色斑、使面部年轻化治疗中取得了良好的疗效。但是在黄褐斑的治疗中使用果酸，一般作为二线的治疗方法，需在正规医院医生的指导下使用。

（3）皮肤光老化

长期经紫外线照射后引起的慢性皮肤光损伤，组织学上表现为表皮萎缩，表皮突变平，真皮层内胶原纤维减少、呈弥漫性嗜碱性变。果酸可以使表皮层厚度增加，真表皮的连接更加紧密，刺激黏多糖、胶原纤维及弹力纤维的增生，使其排列更为致密，从而减少皱纹，改善光老化引起的皮肤松弛、粗糙、毛孔粗大，使皮肤更加紧实、年轻。

（4）其他

近年来，果酸还被广泛应用于辅助治疗其他多种皮肤疾病，如毛周角化、皮肤淀粉样变、各种类型的鱼鳞病、炎症后色素沉着、脂溢性角化、疣、萎缩纹等。

5.果酸浓度与剥脱深度

一般情况下，果酸浓度越高，作用部位越深；同一浓度的果酸，停留时间越长，透皮吸收作用越强，具体情况参见表1。

表1　果酸浓度与作用深度关系

浓度	剥脱级别	组织创伤深度
20%～35%	极浅层剥脱	角质层
35%～50%	浅表剥脱	颗粒层—棘层
50%～70%	中度剥脱	真皮乳头层

使用方法一般从低浓度开始，逐渐增加浓度。也可根据不同皮肤病的作用机制及治疗时患者皮肤的反应调整浓度或用某个治疗浓度维持治疗，以达到最佳疗效。为了控制化学剥脱的深度，需要采用碱性液进行中和（常用中和液为10% 碳酸氢钠），及时阻断果酸对皮肤的进一步透皮吸收作用。面颈部通常以

20% 为起始浓度，起始停留时间为 1 ～ 3 分钟；四肢、躯干部以 20% 或 35% 为起始浓度，起始停留时间为 3 ～ 5 分钟，根据疗效和耐受程度递增。持续使用同样浓度，直到皮肤能够安全耐受这一浓度达 5 ～ 7 分钟，皮肤较厚部位或皮损坚实处可酌情延长至 10 分钟才考虑选择更高浓度的果酸。如果酸治疗间隔 3 个月以上再次接受治疗，仍需从 20% 浓度开始，根据治疗后皮肤反应及治疗目的，两次治疗间隔为 2 ～ 4 周，4 ～ 6 次为 1 个疗程。

6.什么人适合做果酸换肤？

有痤疮（痘痘）、毛孔粗大、皮肤老化、黄褐斑、浅表性瘢痕、毛周角化病、鱼鳞病等皮肤问题的人群。

7.刷酸常用什么酸？

亚洲人刷酸最常用的是相对分子量小，水溶性和渗透力强的乙醇酸，常用浓度为 20%、35%、50%、70%，对角化过度（如鸡皮肤）及色素增加性皮肤病有较好的作用。另外常用的是水杨酸，水杨酸为脂溶性（有更好的渗透性），刺激性较小，能有效改善油脂分泌旺盛，抑制痤疮。对于炎症较重的痘痘，需待炎症控制后再刷酸。

8.什么人不建议进行果酸换肤？

治疗区域有接触性皮炎、湿疹等过敏性皮肤病，皮肤处于敏感状态，局部有单纯疱疹、脓疱疮等感染性疾病，治疗区有伤口、创面，近 3 个月接受过放疗、冷冻及皮肤磨削术者，妊娠期和哺乳期妇女，果酸过敏者。另外，近期有晒伤、不注意防晒以及服用维甲酸类产品的，也不建议立即进行果酸治疗。

9.果酸换肤有什么并发症?

治疗后局部可能出现暂时性红斑、肿胀、刺痛、灼热等不适,一般会在 1 ～ 2 天内自行恢复;比较少见的情况是出现色素沉着;或者因为果酸浓度过高或者停留时间过长,导致灼伤,严重的还会形成疤痕;另外,频繁刷酸会导致皮肤变薄,出现毛细血管扩张等问题。

10.过度刷酸会变成敏感性皮肤吗?

过度刷酸甚至天天刷酸确实会导致皮肤越来越薄,出现毛细血管扩张,也就是变成我们经常说的敏感性皮肤(敏感肌)。

11.进行果酸换肤前应该注意什么?

(1)需要严格防晒,治疗前的 6 ～ 8 周尽量避免日晒和晒黑,涂抹防晒系数大于 30 的防晒霜。

(2)治疗前 1 周不宜使用磨砂膏以及其他去角质的产品,避免损伤皮肤屏障功能。

(3)同时还要明确自己的皮肤类型,评估是否适合刷酸,切忌自行在家使用医用级别的果酸治疗。

12.刷酸之后如何护理?

温和洗脸,做好保湿。可以增加保湿霜的涂抹次数,加强对皮肤屏障的保护,同时停用美白、去角质的产品,必要时可以选择温和的医用护肤品。术后 1 ～ 2 天,局部会轻度发红、疼痛;术后 3 ～ 7 天可能出现结痂或脱屑,注意不要用手触碰或扣,让其自然脱落;术后 7 天内避免暴露于过热环境中,如热水烫洗、泡温泉、蒸桑拿,避免与其他去角质产品同时使用。

13.果酸换肤可以彻底去除黑头、白头吗？

果酸治疗可以松解堵塞在皮脂腺开口处的角质形成细胞，使其加快脱落，有利于油脂通道的恢复，因此能抑制粉刺（如黑头、白头）形成，加速粉刺的消退。但是，皮肤会不断进行油脂分泌，产生老化的角质形成细胞堵塞毛囊开口，果酸换肤的疗效通常是暂时的，一般需要多次治疗。

14.果酸和水杨酸有什么区别？如何选择？

果酸换肤最常用到的是 α- 羟基酸中的乙醇酸，通常为 20%～ 70% 的浓度。其相对分子量小，水溶性和渗透力强，可以达到更好的剥脱作用。而水杨酸是 β- 羟基酸的一种，它是脂溶性的，刺激性低，不良反应更少。水杨酸可以有效改善油脂分泌旺盛的情况，抑制痘痘和粉刺，具有杀菌和抗炎功能，更适合用于粉刺和炎症性痘痘。临床上还可以将不同类型的两种及两种以上的单酸组合在一起，使不同单酸的作用机制互相弥补，以增强疗效。

15.可以自行刷酸吗？

上述高浓度的酸属于医用性酸，可以将老化角质一次剥落，达到换肤的效果，需要由专业皮肤医生来完成，不建议自行操作。刷酸前需要医生分析每个人的皮肤类型，评估是否适合刷酸、用什么酸以及使用多少浓度。在治疗过程中，还需要根据皮肤的终点反应（白霜、红斑现象）和自我感受来判断果酸的停留时间，以兼顾疗效和安全性。

当然，现在很多护肤品里添加了果酸的成分，一般浓度都不超过 10%，使用起来还是相对安全的。初次使用时可在做完基础护肤后，在鼻尖点涂，短时间后清洗掉，此后逐渐扩大涂抹面积、延长使用时间，慢慢建立耐受，千万不能操之过急。

第七节　黄金微针

◇◇◇◇◇◇◇◇◇◇◇◇◇◇

黄金微针是近年来兴起的医美项目，一出道便被许多人冠以"美肤神器"的名号，有痘印痘坑烦恼的人、被妊娠纹困扰的宝妈们、因狐臭影响社交的小伙伴们，对这个项目也是跃跃欲试，那它真的能赶走这些皮肤问题吗？

黄金微针又叫黄金射频点阵，其原理是利用镀过黄金的微小针头将射频能量精确作用于皮肤不同层次，使组织温度上升到 $55°C \sim 60°C$，起到即刻收缩皮肤，诱导胶原蛋白长期新生与重组的效果，其实质也是射频。它释放的能量约 10MHz，这个能量是家用射频频率的 10 倍，所以家用仪器用一年可能还没单次专业仪器的效果好，原因就在于作用能量的差距太大。

1.只有油性皮肤才能做黄金微针吗？干性皮肤但是毛孔也很大的人能不能做？

黄金微针在处理痘印、痘坑、毛孔粗大上的能力非常强大，原因在于它能够促进胶原蛋白再生。干性皮肤的毛孔粗大往往是因为皮肤缺水、胶原蛋白流失导致毛孔失去弹性，变成水滴形毛孔，久而久之还会连成一条线，成了肉眼可见的干纹、皱纹。因此，干性皮肤但毛孔粗大的人也可以做。

2.黄金微针和热玛吉功效一样吗？有什么相似之处？

黄金微针和热玛吉都具有很好的祛除皱纹、紧致皮肤（以下简称"祛皱紧致"）的效果，源于它们所使用的能量源——射频。

射频是目前公认的祛皱紧致的最佳选择，它能够在局部皮肤区域产生高频电磁场，最终转化为热量。当射频能量作用于真皮层的时候，可以快速实现对真皮层的加热升温，热量可以促进胶原纤维快速收缩，同时，还可以通过破坏

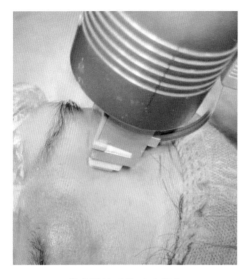

黄金微针改善毛孔粗大

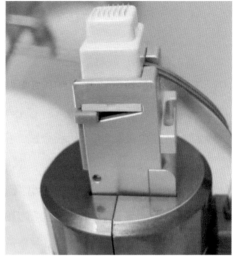

黄金微针头

胶原蛋白刺激皮肤代偿性合成更多的胶原蛋白。

3.黄金微针和热玛吉到底应该怎么选？

如果想祛皱紧致，黄金微针和热玛吉都可以选；如果想在祛皱紧致的基础上，改善毛孔粗大、肤色暗淡、痤疮瘢痕、面部粗糙的问题，首选黄金微针；如果想要紧致皮肤，延缓衰老，那么建议选择热玛吉。

4.黄金微针做完一次后多久可以看到效果？效果能维持多久？

一般治疗结束后 7 天是皮肤组织的重组修复期，皮肤光泽度和细腻度开始出现变化。术后是皮肤进补的大好时机，应多做补水、多给营养。每做一次都会有较明显的效果，脸颊的毛孔粗大一般做一次就会有明显的改善，T 区和整体肤质提升至少需要坚持 3 个疗程。

5.黄金微针恢复期长吗？做完后皮肤会不会很红，影响化妆吗？

刚做完的时候皮肤有点泛红是正常的，一般几个小时后就会明显好转，1周内会消退，治疗后的1周最好不化妆。

6.黄金微针做完后有哪些注意事项？

（1）术后4天内用生理盐水、蒸馏水或纯净水洗脸，动作要尽量轻柔。

（2）术后10天内不要做面部按摩或揉搓治疗区域，也不要用去角质磨砂膏（平常也不建议多用）。

（3）严格防晒（不再赘述）。

（4）如果操作能量比较深，术后脸上摸上去有粗粗的颗粒感，这段时间就先不化妆。

（5）清淡饮食。

（6）勤用医用修护面膜。

7.小结

尽管黄金微针近年来比较流行，但仍然不代表着一定有良好的疗效和安全性。编写此部分内容的目的在于让大家了解这种治疗的原理，让大家能够理智地选择适合自己的治疗方式。

第八节　冷冻溶脂真的可以躺着就变瘦吗

对于很多小伙伴来说，减肥简直比登天还难，总有甩都甩不掉的肥肉赖在自己身上。最近，冷冻溶脂"火了"，以"躺着就能瘦"著称。那么，冷冻真的能减脂吗？

冷冻溶脂是一种通过冷冻脂肪组织减少脂肪的非手术性方法，这一技术于2000年提出，并于2009年得到美国食品药品监督管理局（FDA）的批准。它没有手术和麻醉的限制和并发症，而且成本比手术低。冷冻溶脂的疗效已被证实，可减少20%～25%的皮下脂肪。因此，它可以作为吸脂术的一种替代方法，适用于有中度局部脂肪沉积的患者。

冷冻溶脂主要减少的是皮下脂肪，一次手术至少可以减少探头吸入量20%的皮下脂肪（有个体差异）。目前，国内获批的使用部位是腹部和腰部。

下面列出了各位小伙伴最关心的问题，来帮助大家更好地了解冷冻溶脂。

1.冷冻溶脂做完后，能马上看到效果吗？

一般不会马上见效，术后1个月左右开始有效果，2～3个月时效果最明显。

2.冷冻溶脂治疗的温度是多少度？会对治疗部位造成影响吗？

冷冻溶脂的探头会像拔罐一样依靠负压吸力吸入脂肪细胞，并从中提取热量，降到4℃低温后脂肪细胞开始结晶并凋亡，这个温度不会影响治疗部位的皮肤组织、血管和神经。

3.冷冻溶脂治疗后是否会反弹？

人成年后，脂肪细胞数量基本稳定，减少的脂肪细胞数量是不可逆的，但是脂肪细胞的体积是可以无限增大的，如果治疗结束后不控制饮食、不运动的话，脂肪细胞的体积还是会增大的。

4.冷冻溶脂可以减轻体重吗？

冷冻溶脂减少的是脂肪细胞的数量，但这些脂肪细胞的重量非常轻。因此冷冻溶脂应被视作身体塑形的手段，达到的结果是整体外观的改善。

5.冷冻溶脂治疗大约需要多少个点位才能达到很好的效果？

一般情况下，至少需要 4 个治疗点位，门诊医生会根据各人实际情况给予专业解答。

6.经过冷冻溶脂治疗并凋亡的细胞如何排出体外？

身体会通过巨噬细胞清除凋亡的脂肪细胞，这个过程需要 2 ～ 3 个月，这也正是冷冻溶脂需要 2 ～ 3 个月才能呈现出最佳效果的原因。

7.同一部位当天是否可以接受重复的冷冻溶脂治疗？

需要间隔 1 个月做第 2 次治疗，相同部位叠加治疗的效果更好。

8.月经期是否可以做冷冻溶脂治疗？

月经期不是禁忌证，但很多女性经期本身就会有不舒适的感觉，冷冻溶脂治疗每个点位需要 1 小时，并且保持固定的姿势，可能会加重不舒适感。

9.冷冻溶脂治疗会引起宫寒吗？

冷冻溶脂治疗的部位位于皮下脂肪层，无法到达内脏，所以不会引起宫寒。

10.哪些患者不可以做冷冻溶脂？

冷冻溶脂的禁忌证为冷球蛋白血症、冷凝集素综合征、阵发性寒冷性血红蛋白尿症。

11.哺乳期是否可以做冷冻溶脂治疗？

不可以，因为平铺凝胶垫以及冷冻的过程可能会刺激回乳。

12.抽脂、打溶脂针后是否可以做冷冻溶脂治疗？

可以。只要有能吸入探头的脂肪量，就可以做冷冻溶脂治疗，但是要注意有手术创口部位需要间隔至少 1 年再进行冷冻溶脂治疗。

13.冷冻溶脂治疗后的部位是否会凹凸不平？

治疗部位的脂肪会重新分布，不会出现凹凸不平。

樊哥聊皮肤

14.冷溶脂治疗的过程中会有哪些不良反应？

治疗过程中可能会有拉拽轻捏感、畏寒、刺痛、刺激感、疼痛、抽筋。但是随着治疗继续进行，不舒适感会消退。

15.冷冻溶脂治疗结束后会有哪些不良反应？

治疗部位在术后即刻会出现发红、变硬，治疗部位周边出现瞬时热烫和轻微擦伤、刺痛和刺激感，但这些症状都会自然消退。术后 1～2 周可能会出现腹部绞痛和疼痛、皮肤发红、瘀伤、肿胀、压痛、瘙痒、敏感、刺痛和麻木。麻木在治疗后可能会持续长达数周，但最终也会自行消退。

16.冷冻溶脂治疗产生的不良反应如何应对？

可以采用冷敷、热敷、穿束身衣、做舒展运动等方法，如果影响睡眠，可遵医嘱在睡前服用神经性止痛药物或安眠药。

17.冷冻溶脂治疗会导致冻伤吗？

只要是符合国家标准的专业设备，其能够主动监测患者体温，预防冻伤情况的发生。同时，凝胶垫也会在治疗过程中保护患者不被冻伤。

18.小结

尽管冷冻溶脂治疗被认为是安全和非侵入性的，但它仍然可能会引起一些不良反应。通常，这些不良反应是轻微可自愈的，包括皮肤红斑、水肿、僵硬、疼痛和感觉失调等。然而，在罕见的情况下，它会引起严重的并发症和永久性后遗症，如轮廓不规则、不对称、皮肤萎缩、皮肤变色和反向脂肪增生。此外，也不可轻信某些传言，如"躺着就能变瘦"等。对于局部塑形，冷冻溶脂是一种选择，但绝不能被市场上的过度宣传蒙蔽双眼。

第九节　美白丸真的一吃就能变白吗

为了追求白皙的肤色，不少人苦苦修炼"美白功"，商家们也趁机出售各式各样的美白产品，近年来，口服的"美白丸"也受到不少消费者的吹捧，更是掀起了一股"美白丸"代购潮流。

那这些美白丸真的具有如此神奇的美白功效吗？口服对人体安全吗？会不会有什么潜在的安全隐患？

1.美白丸的主要成分

美白丸，顾名思义，就是通过口服方式来达到美白皮肤效果的美白产品。目前市面上在售的美白丸的主要成分包括维生素C、氨甲环酸、谷胱甘肽、维生素E、B族维生素、L-半胱氨酸等，那么，这几种成分真的可以发挥美白作用吗？我们来看一下每种成分的作用。

（1）维生素C

维生素C作为最常用的美白成分，确实可以抑制黑色素的合成。但是口服常规剂量维生素C时，经过消化道吸收后能发挥的作用微乎其微。想要达到美白的效果，需要摄入大量的维生素C，但是长期大量口服维生素C（每天大于

1g），可能会引起腹泻、胃液返流、头痛，甚至导致结石等问题的出现，这也是有些品牌的美白丸会说明服用一段时间之后需要暂停服用的原因。说得严重一些就是明摆着用了"猛药"，对身体的损害难以估计。

（2）氨甲环酸（传明酸）

氨甲环酸是人工合成的氨基酸，作为一种凝血剂在临床上使用，美白和淡斑效果还不错。但氨甲环酸服用剂量过大可能会出现腹泻、恶心、呕吐、经期紊乱甚至引发血栓，在用于黄褐斑的治疗时，一定要在医生的指导下使用。

（3）谷胱甘肽

谷胱甘肽这种成分常用于临床，确实可以抑制黑色素的形成。不良反应相对少见，但作用也是这几种成分中最弱的，偶有恶心、呕吐、头痛和罕见皮疹出现。

（4）硫辛酸

硫辛酸是一种酵素，人体可自行合成，有较好的抗氧化功能。有好的抗氧化功能，就会具有一定程度的美白效果。硫辛酸同时具有脂溶性与水溶性，所以很容易经肠胃吸收、代谢，其最早是被用来保护肝脏的。在糖尿病的一些研究中提到，硫辛酸可提高糖尿病患者细胞对胰岛素的敏感度，所以有糖尿病的小伙伴，可以在医生指导下补充低剂量的硫辛酸。而且硫辛酸的口服吸收效果就很好，并不需要注射。

（5）维生素 E

维生素 E 是抗氧化物质，也是脂溶性维生素（补充过量会累积在体内），一般建议 1 天不要服用超过 267mg。

（6）L-半胱氨酸

对于 L-半胱氨酸大家可能比较陌生，它其实是一种生物体内常见的氨基酸，可以通过维持生成角质蛋白的酶的活性，来维持皮肤的正常代谢。另外它还能帮助合成谷胱甘肽，通过抑制酪氨酸酶活性来调节皮肤黑色素数量，协助皮肤变白。说到这里，可能就会有小伙伴们觉得这种成分不错，但是，只有当体内缺乏半胱氨酸的时候，补充 L-半胱氨酸才有作用，否则补多少都是徒劳。

2.那美白丸到底能不能美白呢？

上述美白丸常见成分或多或少都有美白作用，即便如此，编者依然不建议轻易选择有关产品。美白丸的功效在理论上确实是行得通的，毕竟其成分搭配确实都有助于抑制黑色素的形成。但一方面是至今没有明确、有效的实验数据表明"美白丸"具有美白功效，而且国家药品监督管理局从来没有认证过它的"保健品"或者"药品"功能，贸然选购完全是在交"智商税"。另一方面是"美白丸"大多没有经过严谨的临床试验，其中各种成分之间的相互作用尚不清楚，安全性无法保障，长期服用是否会出现不可逆转的不良反应也很难说。尤其现在市面上相关产品"鱼龙混杂""假货丛生"，与其给别人制造盈利机会，不如前往专业机构接受专业的指导。

编者经常科普的"美白抗衰三剑客"：维生素 C、维生素 E、辅酶 Q_{10} 小剂量联合使用，相比美白丸更安全，出现色斑、日晒后色素沉着或者光电治疗后的色素沉着时都可以使用。通常剂量为维生素 C 每日 3 次，每次 100～200mg；维生素 E 每日 1～2 次，每次 100mg；辅酶 Q_{10} 每日 3 次，每次 10mg。一般建议在医生的指导下口服 1～3 月后停用 1～2 周，再视情况决定是否继续服用。

最后，也最重要的是，有些广告打得很厉害但从没听过的产品，说自己具有非常快速的美白效果，这时候一定要提高警惕，有些产品可能会违法添加雌激素等成分，虽然可以让皮肤快速变白变细致，但是潜藏着其他的风险！

第十节 让你更美的玻尿酸，你真的了解吗

◇◇◇◇◇◇◇◇◇◇◇◇◇◇◇◇◇◇◇◇◇◇◇◇◇◇◇◇◇◇◇◇◇◇

近年来，各种号称富含玻尿酸的产品在市面上铺天盖地地出现，爱美的小伙伴们也不惜花大价钱跟风购买，立志使皱纹消失、青春永驻，那玻尿酸就真的这么完美吗？要回答这个问题还需要从玻尿酸是什么说起。

玻尿酸又称透明质酸，是广泛存在于皮肤真皮层和结缔组织中的黏多糖（在皮肤表面的角质层是没有玻尿酸的），其基本结构是由两个双糖单位 D- 葡萄糖醛酸及 N- 乙酰葡糖胺组成的大型多糖类。与其他黏多糖不同，它不含硫，是细胞外基质主要成分之一。它可以吸取自身体积 1000 倍的水分，因而具有强大的锁水保湿功能，适当补充能够使皮肤滋润、细腻、柔嫩、富有弹性。另外，玻尿酸吸水后体积增大会向周围膨胀，可以支撑周围组织，临床上大分子玻尿酸常用于填充美容。

玻尿酸分为大中小三种分子，大分子主要用于填充塑形，中分子用于软组织填充和去皱（比如浅的静态纹），小分子玻尿酸用于深层锁水。另外，玻尿酸本身是液态的，并不具备塑形填充的作用，通过交联剂才能使其从液态过渡到凝胶状态，类似从果汁到果冻的过程。

1.玻尿酸的常见用法

日常生活中使用的玻尿酸主要是利用其超强的补水保湿力。具体用法如下。

（1）涂抹：大分子和中分子玻尿酸外用是很难穿过皮肤屏障起到补水效果的，因此只能停留在皮肤表面，形成一层锁水膜来起到保湿的效果。涂抹后即刻补水保湿的效果很好，但是一般数小时后就会挥发代谢掉。所以，现在各大品牌都会使用大小玻尿酸分子相结合的成分增加保湿效果。

（2）口服：口服的玻尿酸不会被人体直接吸收，需要先通过胃肠道的消

化分解，转化成自身皮肤合成新的玻尿酸时所需要的基础原料——多糖。而这些分子最后能不能被身体重新合成为新的玻尿酸，还要取决于每个人成纤维细胞的状态以及肠道菌群的生物利用率等，即使是重新合成了玻尿酸，到达皮肤内部的含量可能也微乎其微了。在这里，编者不否认玻尿酸确实有强大的保湿功效，但是对于口服就能达到很好的疗效是持怀疑态度的，此处不作过多评论。

2.玻尿酸原液保湿效果更好？

其实并非如此。原液纯度更高，但成分比较单一，一般都不会添加油脂等其他营养成分，它的锁水能力不会比精华、面霜更强。特别是玻尿酸、角鲨烷、神经酰胺、维生素 B_5、甘油或者凡士林这些成分组合起来，效果反而比原液更好。

3.用于护肤的玻尿酸能用于微整形吗？

外用玻尿酸并不等同于注射玻尿酸，外用涂抹的玻尿酸一般都是非交联小分子玻尿酸，它们的半衰期非常短，通常只有 4 ～ 6 小时，一般都是用于化妆品中，作为保湿剂使用。而注射用玻尿酸一般都是长交联玻尿酸，半衰期根据交联程度不同而有所增减，但是基本都能维持 3 个月以上的时间。玻尿酸注射用于塑形，属于有创治疗，存在一定的风险性，想通过玻尿酸微整形的小伙伴一定要去正规医院找医生后再决定是否适合注射。

4.水光针用的是什么玻尿酸？国产的好还是进口的好呢？

水光针用的是双相交联小分子玻尿酸，需要注射入真皮层，才能起到较好的效果，主要作用是补充真皮层缺失的水分，起到锁水、保湿、嫩肤等作用，同时维持时间比较长，打一次可以维持 1 ～ 3 个月不等。

只要是经过国家市场监督管理总局认证的玻尿酸，大家都可以放心使用。然而比玻尿酸牌子更重要的是注射医生，即使选择了再贵的玻尿酸，如果让无资质、无美学设计能力的人来注射，由于对注射点、剂量、层次、塑形手法的把握不够精准，依旧达不到期望的效果。

5.玻尿酸的效果如何才能保持更长久？

最重要的是不要熬夜！熬夜会导致经皮水分丢失、皮肤干燥、皮肤屏障破坏，还会让皮脂腺分泌增加，更容易出现痘痘。另外，喝酒会加速血液循环，使玻尿酸流失加快。所以，能喝水就不要喝酒，能早睡就不要熬夜，日常保养还需要多补水、适度敷面膜、做好防晒。个人护肤习惯不好，用再多的玻尿酸也是徒劳！

第十一节　热玛吉到底是什么？
◇◇◇◇◇◇◇◇◇◇◇◇◇◇◇◇◇◇◇◇◇◇◇◇◇◇

热玛吉号称"时间的敌人"，自面市以来，深受爱美人士的青睐，那热玛吉到底是什么，真的有这么神奇吗？

热玛吉是由美国 Thermage 公司研发出的振动式电波拉皮紧肤系统。采用的是单极射频，直接作用于皮下 4.3mm 的真皮层和部分浅层筋膜层，能够迅速使局部温度升高到 65°C ～ 70°C，激发大量的胶原蛋白增生，使皮肤变得紧致。

目前热玛吉发展到第四代，机器没有变，只是升级了它的探头而已，也就是商家经常宣传的所谓的黄金探头，而国内习惯性把这次探头升级后的热玛吉称为第四代。除了国内，其他国家仍然将其称为第三代热玛吉。无论如何发展，其本质依旧是射频技术，即通过探头传递射频能量，选择性地加热深层皮肤，从而刺激胶原蛋白生长，增强皮肤的弹性，达到改善皮肤肤质，紧致提拉皮肤，除皱的作用。

1.说了那么多，那热玛吉具体有什么功效呢？

（1）眼部除皱

热玛吉可以刺激眼部皮肤胶原蛋白再生，改善眼部轻微眼袋、眼部浮肿、上眼睑下垂、眼部细纹和鱼尾纹，使眼部轮廓更清晰，眼睛看上去更大更明亮。

（2）减脂塑形

热玛吉是一种单极射频，射频能量会在人体产生高频转换的电磁场，让水分子高频振荡，从而引起胶原纤维直接收缩，刺激真皮层成纤维细胞合成，诱导分泌新的胶原纤维。同时射频能量还能深入到皮肤深层，作用于脂肪细胞，促使脂肪细胞持续裂解，产生减脂的作用，但是其溶脂的作用比较轻微。

（3）改善轮廓

热玛吉最深可达浅层筋膜层上方，因此可以紧致松弛的面颊和颈部皮肤，使下颌缘轮廓变清晰。同时可以治疗面部其他部位的皮肤松弛、下垂，以及双下巴等，也可以改善颈纹、法令纹、抬头纹等衰老问题。

（4）改善肤质

其能量可达真皮层，进而激活皮肤胶原蛋白与弹力纤维，重构胶原蛋白支架，同时，其深层热效应可以杀死真皮层 90% 以上的痤疮丙酸杆菌，修复被痤疮丙酸杆菌破坏的真皮层组织。

2.热玛吉使用不当的话，会出现哪些不良反应呢？

（1）皮肤烧伤

机器参数设置不合理导致皮肤表面温度过高时，会导致皮肤烧伤。因此，患者在治疗过程中感觉疼痛异常时要及时告知医生。

（2）红斑、水肿及水疱

轻微和短暂的红斑（持续几个小时）是治疗后的正常反应。但某些治疗病例的红肿会持续数日，一般可完全消退。严重时可能会出现明显水疱，若护理不恰当，则可能出现继发感染，此时需及时就医进行相应处理。

（3）皮肤凹凸不平

有的时候为了取得立竿见影的效果，在做热玛吉的时候会在同一部位长时间操作，这会导致皮肤纤维网被破坏，使皮肤变得凹凸不平。

3.热玛吉的相关注意事项

（1）操作部位有严重淋巴水肿、炎症患者不建议进行。

（2）需要准备至少 2 小时进行热玛吉。

（3）有人工填充物的区域，不适宜做热玛吉。

（4）近 1 个月注射过玻尿酸、肉毒杆菌、人工真皮或者胶原蛋白的患者需要告知医生。

（5）术前 1 周不使用酸类 (如果酸、水杨酸等) 药膏或保养品，暂不执行镭射净肤并避免使用含有柔珠成分的洗面奶及磨砂膏。术前保持皮肤、毛发清洁卫生，当天不能化妆，以前化妆的痕迹要尽量去除。

（6）术后 3 天内请勿用热水洗脸 (不超过体温的水即可)，注意补水。建议术后 1 周内的面膜使用次数不超过 2 次。

（7）术后的 1 个月内避免按摩、拉扯、流汗、做瑜伽、蒸桑拿及进入高温场所，并且不能暴晒。术后 1 周内，避免使用果酸类、去角质类等保养产品。

（8）术前术后禁止服用单纯胶原蛋白，避免出现胶原纤维恶性增生，增加皮肤代谢负担，结缔组织内胶原蛋白聚积过多也会导致细胞变性或是细胞坏死。

（9）术后 1 个月内不要接触烟酒、辛辣等刺激性的食物和腌制品。

4.总结

尽管热玛吉在射频抗衰领域较为出名，但按照国家药品监督管理局的最新规定，热玛吉为三类医疗器械，须严格控制。大家在接受热玛吉前必须慎重选择，在专业医生的指导下进行。

第十二节　关于水光针，你需要了解的小知识

皮肤遇到换季，就会频繁出现一些问题，比如皮肤干燥、起皮、敏感易发红、干纹细纹等，其中绝大多数和皮肤缺水有关。此时，不妨试一试水光针。

严格意义上来说，"水光针"是一个源于日韩和中国台湾的商业宣传名称，并非严谨的学术用语。其原理是将细颗粒的透明质酸（即玻尿酸）注射到真皮内，起到增强皮肤锁水能力、改善皮肤光泽的效果，取"水"和"光"二字得名。水光针较为正式的学术名词应为"多针真皮内注射仪"，它是借助水光仪器，利用负压技术将透明质酸以及营养液通过破壁式的方法注入皮肤真皮层，具体配方可针对皮肤情况进行调整。所以，水光针只是一种治疗手段，具体改善肤质或者解决皮肤问题要靠里面的添加成分，效果也因人而异。

1.常见的水光针成分

水光针成分的搭配方式多种多样，目前常用的水光针成分搭配主要有以下几种。

（1）玻尿酸：1个月注射1次，3～5次为一个疗程。玻尿酸种类较多，不同品牌、不同浓度、有效时间各不相同。单独注射小分子玻尿酸是最基础的配方。

（2）玻尿酸加肉毒素：1个月注射1次，3～5次为一个疗程。这个配方在玻尿酸的基础上加入了肉毒素，除了基础的锁水功能，还增加了抑制油脂分泌、缩小毛孔、提拉皮肤、增加皮肤弹性、轻度改善静态皱纹等作用。肉毒素配合水光针仪器使用还能防止面部僵硬和不自然等表现。

（3）玻尿酸加PRP：1个月注射1次，3～5次为一个疗程。PRP就是指富含血小板的血浆，其中含有丰富的生长因子，能够诱导真皮层中的胶原蛋白更多地再生，其功能比较全面，对于皮肤老化、轻度静态皱纹、色素斑和毛孔粗大、浅痘坑、痘印等皮肤问题都有比较好的效果。关于PRP的详细知识在本章第二节也有所提及。

（4）联合注射：搭配（1）、（2）、（3）联合注射可达到最佳效果，建议初次注射1～2个疗程，之后每年进行1个疗程巩固，这也是一个比较安全有效的保养选择。

（5）其他搭配方案：比如将维生素C、氨甲环酸等注射入真皮层，起到美白、抗氧化的作用。但是强调一下，成分不是越多越好，而是需要找专业医生根据皮肤情况"对症下药"。

2、注射水光针后短期内为什么会返干、卡粉？

这在早期治疗时非常普遍，最主要的原因是以下两点。玻尿酸注射到真皮层后，短期内会大量吸收皮肤的水分，反而会觉得皮肤更加干燥。另外，皮肤在有创治疗后的修复也可能造成皮肤干燥。如果注射后能够迅速地补充水分，运用一些医疗功效性的无菌冷敷贴，利用外涂、外用补水手段，多饮水，皮肤返干的现象也能得到一定的缓解，自然也就不会卡粉了。

3.有痘印和痤疮可以做水光针吗?

小部分人在注射水光针几天之后会出现爆痘的现象，可能与以下原因有关：注射水光针的过程当中，清洁要特别彻底，不规范的操作很可能会造成继发感染；另外，脸上痤疮还很多的情况下注射水光针，会促进炎症扩散，从而爆痘。因此切记，水光针治疗前，一定要让专业医生具体评估皮肤状态，再决定是否进行。

4.长期做水光针会导致皮肤变薄和敏感吗?

水光针的注射疗程一般为每月 1 次，3 ～ 5 次是一个疗程。而且水光针属于有创治疗，其治疗的深度是在真皮的浅层，通过物理破坏诱导皮肤屏障再生，使皮肤启动自身的修复功能。在皮肤的修复过程中，刺激胶原蛋白的新生，使真皮层厚度增加，提高韧性和光泽度。这种可控的物理创伤，实际上对皮肤是一种正向调节的作用，不会导致皮肤变薄和敏感，长期治疗反而会使皮肤增厚，胶原蛋白变多。

5.水光针治疗后的修复重要吗?

五分靠治疗，五分靠后期维护。几乎所有皮肤有创治疗后，皮肤都会经历凝血期、炎症期、增生修复期和成熟期，所以治疗后的修复十分重要。术后 24 小时之内，皮肤处于炎症期，常会出现泛红现象，同时，术后有轻微创面，不能使用化妆品级别的面膜（因为其无菌程度无法保证），必须使用无菌医用冷敷贴或者有修复功能的各类用品。

6.水光针注射一次就可以了么?

不一定。有的人长期不保养皮肤，底子比较差，干燥蜕皮明显；有的人油光满面属于油性皮肤；有的人皮肤潮红容易敏感等。将同样的水注入不同的土地里，起到的作用也是完全不一样的。所以水光针的注射次数因人而异，并不是固定不变的。皮肤情况一般的人，最初可每月做1次注射，3～5次为一个疗程。如果皮肤情况不好可以继续进行注射，后期建议每2个月注射1次。当然了，这些都需要和医生沟通，根据注射后改善的情况制订个性化的治疗方案。

7.注射水光针之后停用，皮肤会不会比原来更差?

水光针不是激素，因此没有依赖性，停用后皮肤会变差这个说法不正确。这种感觉往往是因为在接受治疗后，皮肤变得比原来更好，但随着时间发展，透明质酸会代谢，不会永久停留在皮肤内，效果会越来越差，让人产生心理落差，觉得皮肤比原来更差。但皮肤变差参照的是注射完水光针后，而非治疗前。另外，皮肤都是需要保养的，水光针是日常护肤品以外的保养手段，等于增强皮肤锁水能力、加强营养的过程。就算是再好的皮肤，如果疏于保养，也会慢慢变差。皮肤需要定期保养、维护，皮肤变好了则更要懂得维护。

8. 水光针注射的不良反应

（1）疼痛：因人而异，部分人会出现眼周及上唇疼痛，一般来说疼痛并不明显。

（2）局部瘀斑：一般可在3天左右消失。

（3）痤疮样皮疹：个别人群在注射后1周左右会出现痤疮样皮疹（多发生于注射前有闭口粉刺的人），一般情况下，皮疹出现后1周左右可以恢复正常。

（4）局部皮肤干燥：多见于注射后3天内没有进行护肤、补水的人。

9. 水光针注射的禁忌证

（1）若在半年内有进行脸部整形手术、镭射手术或植入任何医疗物体的手术史时，必须告知医生，并由医生判断能否注射水光针。

（2）若治疗部分存在严重的过敏表现如红斑、水肿、痤疮或者伤口时，建议暂时不进行水光针注射。

（3）瘢痕体质者不可进行水光针注射。

（4）存在严重疾病，如心、肝、肺、肾、大脑等部位病变的人群不宜注射水光针。

（5）处于经期、孕期、哺乳期的女性不宜注射水光针。

10.小结

尽管目前水光针已经是一种常用的医疗手段，但并不代表其绝对安全。此外，对于水光针也不能抱有过大的期望，注射水光针不代表着能够解决所有的皮肤问题，还是要在专业医生的指导下谨慎选择。

第八章

不同年龄段的
护肤秘诀——
请对号入座

16 岁以下

16～25 岁，正青春

26～35 岁，斑斑这么办

36～50 岁，不让皱纹来找我

50 岁以上，我是真的老了吗

从出生到老年，皮肤都不断发生着变化，皮肤的厚薄、角质层的功能、皮脂腺和汗腺的分泌情况都随着年龄的增长发生变化，因此，不同年龄段的人要根据其皮肤特点，采取不同的护理方式，减少皮肤问题的发生，使皮肤保持良好的状态。

接下来就为各位爱美的小伙伴们带来各年龄段护肤重点，也请你们对号入座，千万不要被年龄所束缚，对年龄说不！

第一节　16 岁以下

16 岁以下最具代表性且最特殊的当属婴幼儿时期，刚出生婴儿的皮肤就像剥了壳的鸡蛋一样，光滑细腻，同时，它们的皮肤也是敏感和脆弱的，不少宝妈们天天发愁自己宝宝的皮肤问题，宝宝皮肤也时常出现各种各样的疹子，这到底是为什么呢？宝宝的皮肤结构到底和成人有什么不一样呢？

1.婴幼儿皮肤特点

（1）婴儿的表皮由单层细胞构成，而成人是多层，皮肤厚度只有成人的 1/10，因此，它们的皮肤屏障相当不坚固，无法抵御外界的"风吹雨打"。

（2）尽管黑色素细胞的密度与成年人相似，但婴儿表皮的黑色素含量相对偏低，使得皮肤抵御紫外线的能力较弱。此外，汗液潴留于皮肤也会使皮肤产生痱子，尤其是在夏季和温度较高的环境中。

（3）刚出生的婴儿皮脂腺发达，额部皮脂分泌量多于成人，容易发生皮脂腺相关的疾病如新生儿痤疮、新生儿脂溢性皮炎等。

（4）此外，宝宝们还需要承受相对特殊的环境，如使用尿布的部位就会处于潮湿和不透气的环境，尿液积攒多了会分解成氨气，使相应部位皮肤的

pH 值升高，长期刺激下会引起所谓的"尿布疹"，同时也会继发真菌感染！

2.婴幼儿皮肤护理重点

正是由于宝宝皮肤的特殊性，宝宝的皮肤护理和成人也完全不一样！各位宝妈们，要想让自家宝宝的皮肤长期保持白皙水润的状态，请千万要掌握下面介绍的护肤重点！

（1）尽量不要让宝宝长时间在太阳光下暴晒，半岁以上的宝宝就可以适当规律地使用温和的防晒产品。

（2）尽量选择温和的清洁产品和充分的保湿产品，成分尽可能简单无添加，不宜频繁更换宝宝的护肤品，也不要偷懒给宝宝涂抹大人的护肤品，以免发生过敏，引起宝宝的不适。此外，还需让宝宝远离刺激性强的洗涤剂和肥皂等。

（3）勤换尿布，尽量使宝宝的臀部保持在一个干燥透气的状态，洗完澡后适当涂抹爽身粉也是必要的。

（4）如皮炎急性发作，短期外用弱效的糖皮质激素药膏是必要的，但需要在专业医生的指导下使用。

第二节　16～25岁，正青春

◇◇◇◇◇◇◇◇◇◇◇◇◇◇◇◇◇◇◇◇◇◇◇

这个年龄段的小伙伴们一般会处于两极分化的状态，一部分会对自己的皮肤充满自信，认为自己正年轻，不需要太讲究护肤；而另一部分却深受痘痘的困扰，成天处于一种焦虑状态，想尽办法与痘痘斗争！

的确，16～25岁，这一个年龄段是人体内分泌重新调整的时期，皮脂腺分泌旺盛、角质形成细胞增生活跃、真皮胶原纤维开始增多且变得致密。这个时期的皮肤状况会达到一个鼎盛的时期，皮肤会变得光滑和红润。但由于此阶段性激素分泌增加，皮脂腺分泌亢进，也会开始出现毛孔粗大以及痤疮等皮肤疾病。那此时应该如何护肤呢？

（1）尽量避免油脂高、糖分高、热量高的食物，多吃新鲜蔬菜水果，保证每日的水量摄入。此外，还需保持正常的作息，避免熬夜，给皮肤提供足够的休息时间十分重要。

（2）清洁、保湿和防晒是科学护肤的关键。建议先评估自己的皮肤类型（中性、油性、干性、敏感性、混合性），根据自己的皮肤类型来选择相应的护肤品，如中性皮肤根据季节变化调整，油性皮肤建议选择清洁力强的，干性或者敏感性皮肤尽量选择温和不刺激的，混合性皮肤则需要根据面部的不同情况来分别选择相应的护肤品。在此基础上，再选择一款适合自己的精华。保湿产品建议使用乳液、凝胶等剂型，而不是较为油腻的膏霜类护肤品。防晒产品也尽量选择轻薄类型，油溶剂型会加重皮肤的油腻程度。

（3）如何控制毛孔粗大和治疗痘痘想必各位小伙伴在前面的章节中已经有了详细的了解，在此做一个小小的总结，无论是药物治疗还是医美方法，对毛孔粗大和痤疮只能达到一定程度和一定时期的控制，避免引发不可逆性的损害如萎缩性瘢痕，也就是俗话说的痘坑，要想彻底根治非常难，或许只有熬过了美好的青春期，才能和痘痘说再见。

第三节　26～35岁，斑斑这么办

◇◇◇◇◇◇◇◇◇◇◇◇◇◇◇◇◇◇◇◇◇◇◇◇◇◇◇◇◇◇

26～35岁这个年龄段的女性一般会经历妊娠、生产和哺乳等阶段，内分泌环境也会有重大的改变。此时，皮脂腺的分泌一般趋于稳定，痤疮及毛孔粗大可能不再是主要问题，色素斑开始占据"霸主"地位，主要包括日晒或炎症后色素沉着、雀斑、黄褐斑、脂溢性角化（老年斑）等。虽然很多小伙伴会"谈斑色变"，但是斑也不是什么不治之症，通过自身的努力和皮肤科医生的专业指导，也可以成功达到淡斑的目的。那"我"自己能做什么？医生又能帮助"我"做什么呢？

1."我"能做的

（1）防晒！防晒！防晒！重要的事情说三遍！几乎所有的斑都离不开日晒这一帮凶！

（2）保持情绪稳定，避免精神焦虑和过度压力。皮肤就如一面镜子，心情不好时它也不会好看。

（3）避免使用汞、铅含量超标的劣质化妆品，选择含透明质酸、神经酰胺等成分的护肤品，修复皮肤屏障。例如：造成黄褐斑的重要因素就是皮肤屏障受损，良好的皮肤屏障是抵御色素斑的关键。

（4）色素斑近期突然加重或者程度比较严重的，建议及时前往医院就诊，排查甲状腺、肝脏以及女性生殖系统相关的疾病。并在医生指导下适当选择含如烟酰胺、左旋维 C、氨甲环酸等成分的美白类护肤品。

2.医生帮"我"做的

医生可以帮助明确色素斑的类型，如为黄褐斑，可帮助明确黄褐斑的临床分型和分期，并据此制订相应的治疗方案。再次强调！活动期黄褐斑应避免激光、化学换肤等治疗。如为日晒斑等其他色素斑，在外用药物治疗无效的前提下，也可使用光电治疗如 Q 开关激光、皮秒激光、非剥脱性点阵激光、射频及强脉冲光等。注意！单一、反复的光电治疗易导致色素沉着、色素减退甚至色素脱失以及复发等情况，因此不建议作为长期维持手段，连续光电治疗次数不可超过 15 次，间隔 1 年后才可考虑重复治疗。如为脂溢性角化病，也就是老年斑，可以通过二氧化碳激光去除，但无论是哪种治疗，皮肤屏障的修复和防晒都是基础也是关键。

从这个年龄段开始，会面临越来越多的皮肤问题，皮肤老化也会逐渐加重，因此树立正确的护肤理念、选择正确的护肤成分很重要。这个年龄段可以开始考虑使用"早胺晚酸"的护肤组合。

第四节 36～50岁，不让皱纹来找我

"当你老了，头发白了，眼角也开始长出皱纹了……"时间就是一把刀，在脸上刻下了岁月的痕迹。36～50岁这个年龄段的小伙伴已经逃离了"青春痘"的魔爪，但皱纹又开始出现，难免让人出现"皱纹焦虑"。

那如何让皱纹晚点来呢？首先，要从自身做起，做到以下几点。

（1）保持情绪稳定，如果成天愁眉苦脸，不断收缩表情肌，皱纹也会随之加深。此外，不良的情绪会导致女性内分泌紊乱，继而改变皮肤状态。

（2）紫外线会使皮肤的支撑结构变弱、弹性下降，因此，防晒也是远离皱纹的关键。

（3）保持充足的睡眠，保证皮肤的调节功能处于良好的状态。

如果做到了以上的3点，还是长出了许多皱纹，此时也不用太担心。随着科技的进步，医美手段用于改善皱纹获得了比较好的效果，比如水光注射、光子嫩肤、肉毒素注射等。详细信息可以参考本书第七章。

当然，这个阶段的日常护肤显得更加重要，只有正确的护肤才能让这些手段起到锦上添花的作用。这个阶段，仍旧可以坚持使用"早胺晚酸"。

樊哥聊皮肤

第五节 50岁以上，我是真的老了吗

◇◇◇◇◇◇◇◇◇◇◇◇◇◇◇◇◇◇◇◇◇◇◇◇◇◇◇◇◇◇

50 这个数字背后可能代表着"更年期""皱纹""老年斑"，但大家千万不要被这些既定词语所束缚，前段时间《乘风破浪的姐姐》这档综艺火爆全网，其中很多 50+ 的女明星都拥有白皙光滑的皮肤，除了借助医美手段之外，更重要的是她们懂得如何护理，使皮肤保持年轻的状态。

1. 50岁皮肤特点

皮肤的老化不只是年龄增长的自然结果，还和环境等因素息息相关，皮肤老化可分为内源性皮肤老化以及外源性皮肤老化，内源性皮肤老化就是自然老化，主要取决于遗传因素，为不可逆过程；而外源性老化是指机体在外界环境，如紫外线、空气污染、吸烟、饮酒及精神压力等因素长期积累的影响下发生的老化过程，一般发生在暴露部位。50 岁的皮肤有如下特点：

（1）表皮细胞更新速度减慢，导致角质层堆积，皮肤显得粗糙晦暗。

（2）黑色素细胞数量减少，黑色素产生减少，对紫外线的抵御作用减弱，皮肤癌患病率升高。

（3）真皮层中的细胞及血管数量减少，胶原蛋白减少，细胞外基质保水能力下降，皮肤开始松弛、下坠、干燥、缺水。

（4）面部皮下脂肪减少，腰腹部皮下脂肪堆积。

2. 50岁以上的护肤重点

（1）温和清洁皮肤，加强皮肤保湿、补水。

（2）可定期进行刷酸治疗，加快皮肤新陈代谢。

（3）外用含有抗氧化剂的护肤品，增强细胞抗氧自由基的能力。

（4）适当使用光电治疗如强脉冲光、激光或者光动力治疗等，改善皮肤颜色和质地，促进真皮层胶原蛋白合成，改善皱纹。

（5）加强防晒，预防皮肤癌或者癌前病变发生。

第九章

樊哥带你认识功能性护肤品

第一节　功能性护肤品的分类

◇◇◇◇◇◇◇◇◇◇◇◇◇◇◇◇◇◇◇◇◇◇◇◇◇◇◇◇

大家或许听说过"药妆""医学护肤品"这些似是而非的护肤品类型，其实它们的规范名称应该叫功能性护肤品，是介于"药品"与常规"护肤品"之间，具有一定功效的护肤品。根据来源，它们可以分为三类，分别是皮肤学级护肤品、重成分型护肤品、"药品类"与"械字号"护肤品。

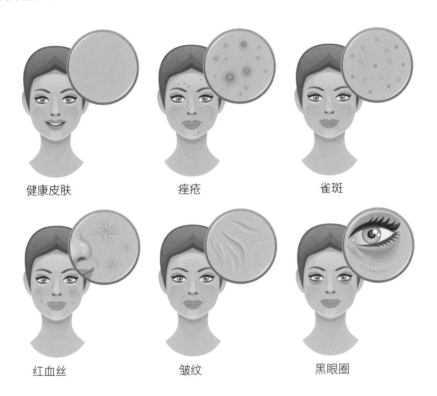

健康皮肤　　　　　　　痤疮　　　　　　　　雀斑

红血丝　　　　　　　皱纹　　　　　　　　黑眼圈

1.皮肤学级护肤品

皮肤学级护肤品主要针对的是问题皮肤，依据不同类型皮肤的生理特点，以及不同皮肤疾病的发病机制研发而成。产品的成分及作用机制相对明确，有较多的科研论文及循证医学的支撑。这些成分经过了科学试验证实，确实对一些皮肤疾病（包括痤疮、玫瑰痤疮、湿疹等）有辅助治疗的作用。一般产品刺激性比较小，也不容易过敏，相对安全。主要目的是保湿、修复和改善皮肤屏障，改善皮肤敏感状态。这类护肤品的设计和研发都需要有经验的皮肤科专家的参与，甚至很多护肤品品牌的创始人就是皮肤科医生。皮肤科医生往往认为，护肤品的目的就是为了帮助解决"皮肤问题"，也更相信真实人体试验，而不是营销概念。

Tips: 这里需要特别提醒一下大家，护肤品更多起的是辅助作用，无法替代药物，有皮肤疾病还是要及时就医，避免延误病情。

2.重成分型护肤品

重成分型护肤品也就是现在很多"成分党"所推崇的强功效性护肤品，不同产品间以主推的成分进行区分，比如比较有名的"原料桶品牌"。这种护肤品选择的大多是消费者熟悉、功效又相对明确的成分，比如祛痘类的壬二酸、水杨酸，美白类的烟酰

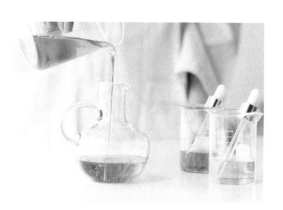

护肤品研发

胺、氨甲环酸、熊果苷，抗皱的 A 醇、胜肽类等。学会看成分是护肤品消费者的认知升级，大家开始不相信品牌方对于功效宣传的"一面之词"，而是通过了解护肤品成分的构成和效果后进行更理性的选择。但只认成分也容易走入误区，护肤品成分能否完全发挥作用，还取决于很多因素，包括成分质量优劣、护肤品生产的工艺、品控等。这也导致一些品牌为了割"成分党"们的韭菜，对成分进行"概念性添加"，只添加了较低浓度的某一成分。所以大家也要仔细识别这些"套路"，避免"用了个寂寞"。

3."药品类"与"械字号"护肤品

近几年，市场上多了很多"药品类"护肤品及"械字号"的医疗器械护肤产品。其中，"药品类"护肤品包括进口的药物（如进口的壬二酸药膏）和一些医院的自制药膏（如医院自制的熊果苷和烟酰胺药膏），这类产品需要按照药品管理。而"械字号"的面膜、乳液是作为医疗器械上市的，早期成分相对简单，主要是透明质酸和胶原蛋白等促进皮肤修复的成分，灭菌要求相对严格，多用于医美激光术后修复使用。但爆火后它被很多护肤品厂家盯上，借由"械字号"名义大肆宣传，过分夸大了效果，让大家以为"械字号"敷料有"医学级"的特殊功效。严格来说，"药品类"和"械字号"并不能归类到护肤品范畴，护肤品注册的是"妆字号"，不明真相的群众往往会认为"药字号"和"械字号"可能会有更好的治疗效果。由于监管方式不一样，这也容易被一些无良品牌钻漏洞，增加了消费者护肤的风险。还好相关监管部门也发现了这点，逐渐完善了相关的法规。为了避免消费者误解，国家市场监督管理总局已经开始取消一类"械字号"的敷料等产品的注册。后面很多"械字号"护肤品会逐渐消失在市面上，打擦边球的也会越来越少。

4.小结

编者作为皮肤科医生，曾有幸听过业界内一位皮肤科大佬的某次讲课，他说的一句话令编者深以为然："其实没有什么功能性护肤品和非功能性护肤品之分，一个护肤品的产生就是要达到某个护肤功能，如果这个护肤品没有功能，它也就没有存在的意义。"随着护肤人群接受信息的渠道变多，各个自媒体平台的护肤品科普越来越多，大家购买护肤品有了了解这个产品的成分及其功效的意识。相应地，也希望国内护肤品牌发展地越来越好，有更多优秀、高品质的皮肤学级护肤品和重成分护肤品出现，让大家的皮肤越来越健康。

第二节 功能性护肤品的发展历程

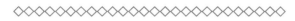

第一节说了功能性护肤品的几个分类，但其实明确功能性护肤品的概念也就是这两年的事情。关注护肤的小伙伴或多或少听说过"药妆""医学类护肤品""械字号护肤品"的说法，甚至不少人也为这个概念买过单。

"药妆"这个概念其实是舶来品，参考的是欧美和日本的功能性护肤品的定位，不属于药品，归根到底还是护肤品。比如美国的功能性护肤品，很多品牌的创始人之前的职业是药剂师或皮肤科医生，比如修丽可的创始人是美国杜克大学皮肤学教授谢尔登·平内尔（Sheldon Pinnell），MURAD 是由美国皮肤科学会院士穆拉德（Murad）博士创立的，等等，结合他们在临床皮肤方面的丰富诊疗经验和理论基础进行护肤品的研发，有较强的医药背景。另外，美国功能性护肤品销售渠道很大一部分是通过药房，有的人是通过美国皮肤科医生的处方建议进行购买。所以给人形成了药妆的概念，日本更是有非常多的药妆店，在药妆店购买皮肤学级护肤品成为日本人非常普遍的消费习惯。

随着国家的发展，中国人民的物质水平提高了，越来越多的人有了护肤的习惯，但那个时候更多的是一些老国货，比如大宝、百雀羚，主打的产品主要是保湿滋润为主。随着 21 世纪初期中国和国际交流的增多，许多欧美及日本的大牌护肤品开始进驻国内市场，大家开始使用一些国外知名护肤品，比如欧莱雅、资生堂。随着了解的深入，很多小众成分党们开始使用国外的一些功能性护肤品，大家也称之为"药妆"。

后面国内的化妆品行业开始快速发展，许多国内或国外的品牌宣传上开始过分夸大"药妆"和"医学类护肤品"的概念，尝试混淆药物和护肤品的概念，事实上只有日本定义了这类介于药品和普通护肤品之间的产品为"医药部外品"，给了药妆一个"名分"。国内并没有官方承认药妆，但 2019 年前也没明确的规定，所以"药妆"和"医学类护肤品"这种叫法流行了很多年。

这几年，随着中国化妆品、护肤品行业不断成熟，监管层面的定义也日趋明确。尤其是这两年国家市场监督管理总局（包含原国家食品药品监督管理总局职责）开始"重拳出击"了，对化妆品行业进行了规范化管理。化妆品、药品、医疗器械二者范围变得清晰，避免了无良商家混淆概念、打擦边球。2019年1月10日，国家药品监督管理局在《化妆品监督管理常见问题解答（一）》中明确回复："对于以化妆品名义注册或备案的产品，宣称'药妆''医学护肤品'等'药妆品'概念的，属于违法行为。"而且在广告里也不能宣传医疗作用，也就是说"药妆"这个概念在中国的法律体系下并不存在。

但这类产品并不是在国内消失了，而是收归化妆品管理。现在行业内的化妆品（包含护肤品）分为特殊化妆品（有指定功效的）和普通化妆品，特殊化妆品也就是常说的"特字号"，需要经过注册并备案。最新规定下，声称具有美白、防晒、抗衰等功效的护肤品都需要注册"特字号"，并且有更严格的备案要求。

国内的功能性护肤品一直在快速发展，近些年也涌现了很多好口碑的功能性护肤品品牌，这些品牌的发展中有很多皮肤科医生参与研发和指导，相信给它们一些时间，也会有很多品质与价格双美好的"新国货护肤品"站起来。同时，也有许多皮肤科医生参与护肤品行业标准的制定及护肤品的功效测试，也会有更规范的市场监督标准。

第三节 功能性护肤品的定义和标准

在30多年前，美国皮肤科医生阿尔伯特·M. 克利格曼（Albert M.Kligman）提出了功能性化妆品（cosmeceuticals）这个名词，由于它符合科技发展下大众对护肤的需求，这个名词逐渐被大众所接纳，并逐渐成为护肤品的主流概念。

前两节已经详细介绍了功能性护肤品的分类及发展，它的本质就是通过护肤品产品中起作用的活性成分，来帮助保养皮肤、促进皮肤的修复、改善痤疮、

樊哥聊皮肤

延缓衰老的过程等，即有一定功能性的护肤品。

虽然了解了功能性护肤品的概念，大家选择护肤品的时候可能仍然非常迷茫，功能性护肤品的标准到底是什么？什么样的才算功能性护肤品？

事实上，相关的监管部门也考虑到了。2020 年 6 月，新一版的《化妆品监督管理条例》发布，要求化妆品对于功效宣称要细化，其中特殊宣称的化妆品需按照规定的方法实施最为严格的人体功效评价试验，其他功效产品也须按要求实施人体功效评价试验，消费者使用测试或实验室试验，并明确了虚假宣称的惩罚。

功能性护肤品有了更严格的宣称要求，这也促使了护肤品朝更规范化的方向发展。所有的功效宣称都有充足的数据支撑，所有宣称成分的浓度都是真实可信的，才是符合标准的功能性护肤品。

第四节　功能性护肤品的成分与原料

◇◇◇◇◇◇◇◇◇◇◇◇◇◇◇◇◇◇◇◇◇◇◇◇◇◇

功能性护肤品起效果的主要功臣当然是里面添加的活性成分，而活性成分的作用是通过一系列的细胞、动物及人体试验的数据及论文证实的。这样说起来可能有点枯燥，我们拿护肤品中鼎鼎有名的 A 醇来详细讲一讲。

A 醇也叫维 A 醇、视黄醇，是脂溶性维生素 A 家族的其中一员，维生素 A 家族还包括维 A 酸、维 A 醛、维 A 酯。而维生素 A 家族和化妆品的不解之缘离不开上文提到的功能性护肤品概念的提出者——皮肤科医生克利格曼。在 60 年前，克利格曼博士和詹姆斯 · E. 富尔顿（James E.Fulton）博士共同研究发明了痤疮治疗界的元老维 A 酸，其上市后不久，克利格曼博士又在偶然间发现它可以显著减少患者的皱纹。1996 年，克利格曼博士对维 A 酸的配方进行了改良，并通过了美国食品药品监督管理局（FDA）审批，可用于抗衰老，这也是 FDA 头一回批准"抗衰老"这个美容性的适应证。维 A 酸"一战封神"，其抗衰老功效确实比较显著，但同时刺激性也很大，由于它的刺激性严重，所以这个成分在国内外都被严禁添加到护肤品中。50 年前，维 A 醇开始加入到护肤品中，主要用于改善白头、黑头粉刺，疏通毛孔。但后来人们通过细胞、动物和人体的临床试验反复证实了维 A 醇的抗光老化、抗皱甚至是美白的功效，获得了消费者和皮肤科医生等专业人士的认可。

其实维 A 醇、维 A 醛等都需要转化为维 A 酸，才能在皮肤上起作用，发挥真正的功效。但是维 A 醇的刺激性相对低，转化为维 A 酸的转化率相对高，是在安全性和效果之间平衡后，最适合添加在护肤品里的维生素 A 家族成分。这也就是为什么维 A 醇这个成分受到各大品牌的一致青睐，成为妥妥的"C 位"成分。

但是不同品牌的维 A 醇口碑也参差不齐，明明都是维 A 醇，怎么还待遇不一样了？这是因为添加的维 A 醇原料之间的差异。维 A 醇极不稳定，氧气、光、热等因素都会导致该成分失活，不同的原料和不同的配方决定了它能否真正起到理想的效果。有些品牌方会选择最新的包裹技术（等于是给维 A 醇增加了海绵缓冲，让它平稳落地），可以减缓释放、减少对皮肤的刺激。所以，同样浓度的维 A 醇，有些品牌使用的原料更好，生产工艺技术更好，也就能有更好的效果和更少的刺激。

其实，维 A 醇的发展路径是护肤品活性成分发展的一个典型案例，比如"早C 晚 A"里的维生素 C 及其衍生物也是经历了从发现到反复试验，再到生产进一步优化的一系列过程。现在市场上有很多温和有效的维 A 醇和维生素 C 类产品选择，也是科技发展进步的体现。而想要选择一个合适的功能性护肤品，则要综合自己的皮肤情况，选择合适的成分，进而选择含有相应成分的、原料上乘的、合适的品牌，这也是护肤的主要功课。

第五节　警惕"跟风"护肤

皮肤科医生常被问一些很难回答的问题，比如皮肤科医生推荐怎么护肤。实际上，这要具体看是什么肤质，什么皮肤问题，来对"症"下"药"。这不是打太极，而是每个人在一开始就要树立的正确护肤观念。

20岁的皮肤和40岁的皮肤问题天差地别，油性长痘皮肤和干性皮肤的产品选择也会有差异，不了解肤质前提下提出的护肤建议，都是不正确的。

针对常见的几种肤质和皮肤问题，将在第十章有更详细的方案供大家选择，在这一节，主要和大家聊一聊跟风护肤的危害。

常听说一个产品最近"风很大"，可能是出于营销或是自媒体的吹捧。在某些知名网红博主推荐下，某一种护肤方案一时间爆火，形成潮流，每个人都跃跃欲试，却毫不顾及自己真正的皮肤需求。

比如早C晚A，早C晚A即早上使用维生素C类护肤品，晚上使用维A醇护肤品，来达到提亮、抗氧化、祛痘甚至是抗皱的目的。这几个功效听起来是万金油，每个人都有这样的需求，但是，真的每个人都适合吗？

效果较好的维生素C类产品大多带有一定刺激性，维A醇在第四节有提到，虽然对比维A酸刺激稍小，但本身刺激性还是挺大的，尤其是浓度高了以后会更明显。早晚护肤都叠加高活性功效性产品，其实会给皮肤带来不小的挑战。尤其是一些皮肤偏敏感的人，却在全网"风潮"下也没有把持住，选择了早C晚A的护肤方案，最后皮肤敏感加重，甚至发展成玫瑰痤疮的也不在少数。

是早C晚A方案不好吗？其实这个方案非常适合皮肤屏障健康、皮肤偏油、角质比较"厚"的"城墙皮"，但是如果是皮肤偏敏感、偏干，有黄褐斑的人群，则不建议选择这样的方案。

同样的跟风重灾区还有"刷酸""以油养肤"，甚至还有一些让人觉得莫名其妙的"魔幻"护肤法。

皮肤角质受损的敏感性皮肤，护肤的重点一定是先好好地保湿、修复皮肤屏障、做好防晒。而长痘的皮肤更侧重于控油、祛痘、抗炎症、淡化痘印，比如使用酸类护肤品。没有一种护肤方案适合所有人，学习护肤的第一步，一定是弄清楚自己的皮肤肤质和护肤的重点，再去对"症"下"药"（这里的药是指改善皮肤的方案）。

第六节　功能性护肤品与传统护肤品的区别

◇◇◇◇◇◇◇◇◇◇◇◇◇◇◇◇◇◇◇◇◇◇◇◇◇◇◇◇◇◇◇◇◇◇◇

前面讲了那么多的功能性护肤品，有的护肤"小白"可能还是会问，功能性护肤品和传统的护肤品之间的区别到底是什么？

简单比喻一下，传统的护肤品只是"管饱"，而功能性护肤品是"营养午餐"。传统的护肤品主要添加一些简单的保湿滋润的成分，有时候还会增加一些成分来暂时性地改善肤感或添加香味。传统护肤品通过对皮肤做一些保湿，给使用者一种"更精致了"的感觉，适合的是没有皮肤问题的健康皮肤。但如果想要提亮肤色、修复屏障、祛痘、抗衰老，这些传统护肤品是做不到的。不过传统护肤品虽然功效不强，相对之下也比较安全，不容易出错。

功能性护肤品是通过添加不同的活性成分，设计配方，起到改善不同皮肤问题的功能。比如水杨酸、壬二酸祛痘，烟酰胺、氨甲环酸美白淡斑等，甚至作为一些皮肤问题的辅助治疗方式被写进了很多疾病（痤疮、玫瑰痤疮、黄褐斑等）的临床治疗指南，在皮肤美容领域起着越来越重要的作用。但是功能性护肤品的缺点是，由于有些护肤活性成分可能有一定刺激性，如果用得不对"症"，或是忽略了使用注意事项，不仅不能解决皮肤问题，反而有可能让皮肤的状态更差。

比如壬二酸，在研究中发现可以淡化色素、改善黄褐斑，但壬二酸有一定刺激性，如果不了解自己的黄褐斑分型，使用的时候没有建立好耐受，没有注意防晒，反而有可能留下色素沉着，加重黄褐斑。类似的风险在很多的成分中都有，近些年功能性护肤品使用不当导致皮炎，甚至发展成敏感性皮肤、玫瑰痤疮的病例在皮肤科门诊中也越来越多。

所以，不能一味地吹捧功能性护肤品，想要"玩好"功能性护肤品的"高端玩家"们，建议先从头到尾看完本书。了解功能性护肤品的目的，不同成分的功效和风险，在使用的时候应该注意什么，以及生活习惯和饮食上需要配合的注意事项。对功能性护肤品有进一步的了解，让护肤更科学、更有目的性，也更有效率。

第十章

不同肤质的人，樊哥
教你对"症"下"药"

黄褐斑治不好？复发更难祛
平均每 3 个中国女性里就有 1 个敏感肌
跟痘痘肌和平分手
油性皮肤必看！如何拯救"大油田"
干性皮肤的秋天，应该怎么度过
毛孔粗大爱出油，混合性皮肤的春天在哪里

第一节 黄褐斑治不好？复发更难祛

黄褐斑，这三个字足以令很多女性甚至男性避而远之，其发病率确实很高，有 30% 的亚洲育龄期女性深受其害。在长期的临床门诊中，编者接触过大量的黄褐斑患者，她们的治疗经历是不同的，其中部分人甚至充满了辛酸与血泪。如果让她们讲述一下自己的祛斑经历，毫不夸张地说，每个人都可以讲个三天三夜。

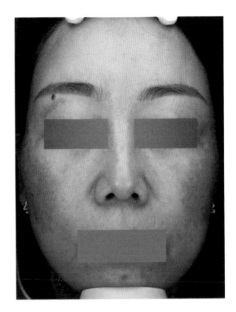

黄褐斑

究其原因，主要还是各位斑友对这个疾病没有充分的了解，导致浪费了大量的时间、金钱追求不切实际的治疗效果，比如短期内消灭黄褐斑等。然而，翻阅国内外所有的指南、共识和书籍，根本找不到一种策略来消灭黄褐斑，反复出现的一句话是："黄褐斑发病机制尚未完全阐明，治疗困难，易复发"。这可能会令很多黄褐斑患者心碎，但这并不意味着医生对黄褐斑束手无策。相反，目前已经开发出了多种手段来应对这个疾病，虽然大部分黄褐斑无法被根治，但是结合大量的临床经验，完全可以将黄褐斑的症状改善并很好地控制。目前的治疗可以使色斑变淡或恢复正常，面积缩小或消失，并减少复发。因此，各位斑友的治疗理念不应该是彻底清除黄褐斑并且不复发，而是与其和谐共处，缓慢淡化黄褐斑，尽量做到不复发。因为斑的本质是黑色素沉着，而黑色素是皮肤的一部分，无法消灭，治疗越激进，黄褐斑的反抗就可能越厉害，皮肤就越不稳定。当然，编者也深知让大家接受这个观念需要时间，从传统的认识进行转变需要一定的时间和过程，这也是编者持续输出科学战斑的主要原因和动力。

接下来，编者将依据 2021 年发布的《中国黄褐斑诊疗专家共识》，从黄褐斑的病因和诱因、分期和分型、诊断和治疗等多方面来阐述，让大家对这个疾病有更深的了解。

1.病因和诱因

遗传易感性、日光照射、性激素是黄褐斑的三大主要发病因素，以上三类统称为可预防病因，还有黑色素合成增加、血管增生、炎症及皮肤屏障受损这四类可治疗病因，它们均参与了黄褐斑的发生。

（1）遗传易感性：通俗一点来说，就是受基因影响，表现为以下几个方面。

①所有人种均可患病，但存在一定的差异，深肤色人种发病率较高，易患斑，浅色人种易被晒伤，易患皮肤肿瘤。换个角度来讲，亚洲人易患斑，但欧美人易患皮肤癌，所以大自然是公平的，并不会厚此薄彼。

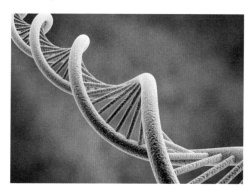

遗传易感性

②有 40% 的患者有家族史，而且这类患者往往容易出现治疗抵抗，病程迁延不愈。如果是这类情况，还请保持更多的耐心，不可操之过急。

（2）日光照射：这里的"日光"说的不仅仅是紫外线，除了紫外线中的 UVA、UVB 两大波段之外，蓝光同样可以刺激黑色素细胞合成，参与

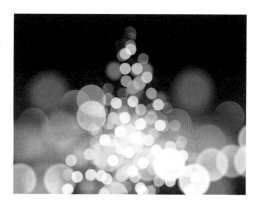

光照射

黄褐斑的发病，也就是各种彩灯、霓虹灯之类的也可能会加重黄褐斑，所以也要小心室内的灯光。因此，适当的防晒在改善黄褐斑的过程中起着举足轻重的作用。

（3）性激素：妊娠期、口服避孕药、绝经期妇女补允激素治疗更年期症状等情况也是诱发黄褐斑的主要诱因，很多女性会在怀孕之后出现黄褐斑，可能就是受到了性激素的影响，大部分的妊娠斑都属于黄褐斑。

（4）黑色素合成：黑色素的产生过程是比较复杂的，非专业人士不需要对其中每一个细节都了解，这里给大家进行了总结，主要有以下几个关键的步骤。

①黑色素细胞激活。

②酪氨酸酶激活，酪氨酸会转变成多巴，多巴被氧化之后形成多巴醌，然后经过一系列步骤转化成黑色素。

③黑色素形成之后通过黑素小体传输到角质形成细胞，使得肉眼看起来色斑颜色加深。

④角质形成细胞会随着表皮周期缓慢移行到角质层，黑色素颗粒可以通过脱落的角质细胞排出体外。

⑤当然黑素小体也可以沉积到真皮层，随后通过血管中的血液循环形成代谢产物排出体外。但是可能存在一部分黑色素颗粒在真皮中长时间存在，比如炎症后色素沉着，这种情况下的黑色素就很难消除。

（5）炎症：炎症反应会刺激多种炎症因子释放，激活酪氨酸酶，刺激黑色素细胞产生更多的黑素小体，同时也会影响黑素小体的转运和代谢，导致色素沉积。因此有炎症存在的黄褐斑，若炎症不能得到很好的控制，色素就会持续增多。

（6）皮肤屏障受损：皮肤屏障受损后，皮肤的代谢产物表达异常，会激活相关的信号通路，促进黑色素合成。可以这样理解，表皮的物理屏障功能下降，紫外线可以更容易地到达基底层，刺激黑色素细胞产生更多的黑素小体；皮肤的自我更新代谢能力下降或紊乱，也会影响到黑素小体从基底层向角质层的转运，从而加重黑色素沉积。所以在黄褐斑治疗的过程中需要同时修复皮肤屏障。

（7）血管增生：血红蛋白也是影响肤色的因素之一，黄褐斑患者皮损部位真皮层小血管的数量和直径较正常皮肤显著增加增大，也是黄褐斑的病因之一。

（8）其他因素：睡眠障碍、使用铅、汞含量超标的劣质化妆品、烹饪产生的热辐射、甲状腺疾病、女性生殖器系统疾病及肝脏疾病等也可诱发或加重黄褐斑。

本病发病因素如此复杂，很多时候真的是防不胜防，极易复发。复发时，与其纠结是不是以后更难治疗，不如花点时间寻找下是否有相关的诱因，尽量避免或改善诱因才是减少复发的关键。遗传因素无法改变，但对于紫外线、性激素类药物等，可以通过规避来预防；针对甲状腺疾病、肝脏疾病等问题，可以积极去治疗；针对黑色素合成增加、炎症、血管增生、皮肤屏障受损，可以通过相关的产品或药物等手段来干预和改善；最后，也要做好生活作息等方面的管理，减少这类加重因素。

综上所述，黄褐斑的影响因素十分复杂。治疗上，不但需要减少色素产生，还要做好皮肤护理，严格防晒，加强皮肤屏障修复及抗炎等。所以，黄褐斑的治疗没那么简单，也很难通过单一成分或治疗来达到满意的效果。进行治疗时，还需要先评估发病时皮肤的状态，确定目前分期及属于哪一种类型，这样才能对症下药。

2.分期和分型

（1）分期：主要分为活动期和稳定期。活动期的表现是近期斑的面积扩大，颜色加深，皮损泛红，搔抓后斑的部位发红，玻片压诊大部分褪色，或者用手指按压色素斑的部位 2 秒钟放开褪色。稳定期的表现则是近期斑的面积无扩大，颜色无加深，皮损无泛红，搔抓后斑的部位不发红，玻片压诊大部分不褪色，手指按压前后色素斑无变化。希望大家能够通过这些特征来初步判断自己属于哪一个时期，因为这对于治疗方案的选择至关重要，也可以帮助大家在改善黄褐斑的路上少走弯路。

（2）分型：主要介绍两种分型方法。根据血管参与情况分为单纯色素型（玻片压诊不褪色）和色素血管混合型（玻片压诊部分褪色）；根据色素所在位置分为表皮型（表皮层色素增多）和混合型（表皮层和真皮层均有色素增多）。前者对治疗选择有指导意义；后者主要是对治疗效果判定有意义，比如经常有患者觉得治疗了很长一段时间，一直没有看到效果，结果在仪器检测后发现真皮层的色素沉着有明显改善，只不过肉眼观察不到而已。

3.治疗

皮肤科医生在与患者的交流中经常遇到各种各样的问题，比如"得了黄褐斑如何治疗""之前黄褐斑控制得很好，但是复发了，要不要尝试别的办法""我是怀孕后（或者日晒后，或者用了某护肤品后）才长的黄褐斑，应该用哪个治疗方法，请告诉我"。这个时候的医生真是欲哭无泪，医生也想马上拿出解决的方案，只是首先要了解黄褐斑目前处于哪个阶段、属于哪个分型，这对于治疗方案的制订来说是最重要的。其次，黄褐斑每次发作的状态可能都不一样，因此具体的治疗方案也不是一成不变的，重要的是根据皮肤状态来选择方案。

结合黄褐斑的发病原因，应该多管齐下，从源头到过程等多方面对黄褐斑进行治疗。

（1）基础治疗

①防晒永远是第一位，并且贯穿整个治疗过程。平时要避免阳光暴晒，尽量避免在阳光强烈的时间段外出，外出时做好防晒措施，比如"硬"防晒（伞、帽、面罩等）和"软"防晒（防晒霜），软硬兼施的效果最好。同时，减少接受热辐射，比如烹饪、职业热接触等，避免使用铅、汞含量超标的劣质化妆品。

②尽量避免加重因素。避免服用引起性激素水平波动的药物，比如避孕药；避免使用光敏药物（四环素类、氯喹等）；保证规律和充足的睡眠（每天7～9小时），同时要确保睡眠质量；保持心情愉悦、心态平和。

③修复皮肤屏障。可使用泛醇、透明质酸等加强皮肤水合作用；使用亚麻酸、神经酰胺等修复和维持皮肤屏障。

④使用美白类护肤品。氨甲环酸、熊果苷等可以抑制酪氨酸酶活性，减少色素产生。其中氨甲环酸除了能够减少色素产生，还能改善引起黄褐斑的血管问题，功效更加全面；烟酰胺可以减少黑色素合成后向角质层的转运；维生素C可以通过抗氧化作用减少色素合成；另外，谷胱甘肽、苯乙基间苯二酚及各种植物提取物均能在一定程度上改善黄褐斑症状。

⑤如有痤疮、玫瑰痤疮、脂溢性皮炎、特应性皮炎等基础疾病，也需要积极治疗。

（2）分期治疗

基础治疗适合所有类型的黄褐斑，但不同分期的治疗方案不太一样。

①活动期

这个时期的黑色素细胞处于易激惹状态，色素生成比较活跃，也可能存在皮肤屏障受损甚至炎症，治疗方案一般选择口服药物加上外用功效性护肤品治疗。

口服药物包括氨甲环酸、甘草酸苷、维生素C和维生素E、谷胱甘肽等。a.氨甲环酸可以抑制酪氨酸酶这个罪魁祸首，减少黑色素产生，同时可以抑制血管增生、减轻红斑，可以用3～6个月。b.甘草酸苷可以抗炎、改善皮肤泛红，没有固定疗程，具体疗程因人而异，建议定期咨询医生。c.维生素C和维生素E，维生素C可以阻止多巴胺氧化，抑制黑色素合成，维生素E具有较强的抗氧化作用，二者联合使用可以增强效果；d.谷胱甘肽可以竞争性抑制络氨酸酶，减少黑色素生成。

口服药物期间需要注意监测不良反应。比如有血栓、心绞痛、脑卒中病史或家族史者应尽量避免使用；部分人用药期间可能有恶心呕吐等胃肠道反应；使用甘草酸苷时需要注意补钾、监测血压和皮肤水肿情况；维生素C在肾结石等肾脏疾病患者中需尽量避免使用等。

外用制剂包括氢醌及其衍生物、维A酸类、壬二酸、氨甲环酸、烟酰胺等。a.氢醌是治疗黄褐斑的一线用药，有不同浓度，国内以2%居多，其浓度越高效果越强，但刺激性也越大，主要有接触性刺激反应、永久性脱色等，使用时需注意剂量不可过大；熊果苷和脱氧熊果苷是氢醌衍生物，熊果苷又分为不同亚型，其中α-熊果苷效果更强。b.维A酸能促进皮肤更新，加速色素脱落，但刺激性反应更多一些，需要凭处方购买，有学者报道，亚洲人群对维A酸的耐受性较差，这跟编者在临床中观察到的相类似，所以会谨慎推荐维A酸乳膏治疗黄褐斑，一般情况下不推荐使用。c.壬二酸可以抑制酪氨酸酶，减少色素合成，但也可能出现接触性刺激反应，比如红斑、干燥、脱屑、瘙痒、刺痛等，常推荐在黄褐斑稳定期使用。d.氨甲环酸也有外用制剂，刺激性相对最弱。e.烟酰胺能够阻断生成的黑色素转运，常常配合氨甲环酸或氢醌、熊果苷等外用。

外用成分中，氢醌及熊果苷、维A酸、壬二酸、烟酰胺一般适合单纯色素型黄褐斑，氨甲环酸适合单纯色素型和色素血管混合型黄褐斑。需要注意的是，大部分外用药物都有刺激性，特别是前三类成分刺激性较明显，需要配合功效性护肤品维持和修复皮肤屏障。

②稳定期

这个时期的治疗主要是在口服及外用药物治疗基础上联合化学换肤、光电等综合治疗。化学换肤包括果酸、水杨酸、复合酸换肤等，能够通过促进角质形成细胞的更替、加速黑色素颗粒的转运及排出来减轻色素沉着，主要适用于单纯色素型黄褐斑。光电治疗中，Q开关激光、皮秒激光、非剥脱点阵激光适用于单纯色素型黄褐斑，强脉冲光（光子）适合色素合并血管型黄褐斑。

③黄褐斑合并雀斑、褐青色痣等

要首先改善黄褐斑再治疗其他皮肤疾病。

④黄褐斑合并皮肤敏感

要先改善皮肤敏感症状再治疗黄褐斑。

（3）分阶段治疗

关于黄褐斑的治疗，编者以中国黄褐斑专家共识为基础，同时结合自己的临床经验，总结出了以下治疗原则：分阶段、联合治疗（先用温和、弱刺激成分，慢慢建立耐受后进阶到强刺激成分），同时修复皮肤屏障，最后再进行化学换肤或光电治疗。具体方案如下。

①第一阶段：烟酰胺和氨甲环酸二联，烟酰胺具有控油、保湿、提亮肤色、淡斑、抗炎、抗氧化和抗糖化作用，温和而全面；氨甲环酸能够减少色素合成和血管增生，具有淡斑去红的作用。这两个成分的特点是温和不刺激，能够同时减少色素和血管增生，适合治疗的初期阶段，不管是活动期还是稳定期、色素型还是色素合并血管型黄褐斑都有效果。可同时加用具有屏障修护作用的保湿乳，效果更佳。具体用法：全脸涂烟酰胺、点涂氨甲环酸，最后涂抹保湿乳，每天早晚各一次，建议治疗 2～3 个月后观察效果。

②第二阶段：在二联治疗的基础上，加用熊果苷（α- 熊果苷更好），来进一步减少色素生成。具体用法：早上全脸涂烟酰胺、点涂氨甲环酸，最后使用保湿乳；晚上全脸涂烟酰胺、点涂熊果苷，最后使用保湿乳；一般连续使用 2～3 个月。

③第三阶段：在上述三联治疗的基础上，加用壬二酸，更全面地抑制色素生成，增强效果。具体用法：早上全脸涂烟酰胺、点涂氨甲环酸，最后使用保湿乳；晚上全脸涂烟酰胺、点涂壬二酸、30 分钟后点涂熊果苷，最后使用保湿乳；连续使用 2～3 个月。

同时，在外用制剂治疗期间，可根据具体病情酌情选择口服药物治疗。至于化学换肤和光电治疗，永远是放在最后一位，一定是在皮肤稳定的基础上再考虑使用。

（4）总结

①得了黄褐斑，或者黄褐斑复发，首先要做的不是马上用什么产品，而是要找专业的医生咨询评估病情，如果能做个皮肤检测最好。

②治疗上永远是分阶段、联合治疗。

③治疗上永远是慢火细熬，不可激进冒进，否则就会得不偿失，基本以2～3个月为一个疗程。

④一定要在专业医生指导下进行化学换肤和光电治疗。

⑤重视基础治疗，永远要防晒，时刻要保湿，一定要积极治疗合并症。

第二节　平均每 3 个中国女性里就有 1 个敏感肌

1.你真的了解敏感肌吗?

敏感性皮肤，俗称敏感肌，在世界各国具有较高的发病率，亚洲女性为40%～59.9%，其中，中国女性为36.1%，所以说平均每 3 个中国女性里就有 1 个敏感肌。在日常生活中，敏感肌人群十分常见，随着经济的发展，其发病率不降反升，除了环境污染、生活与工作压力陡增之外，也反映出大众对正确护肤知识的缺乏。

关于敏感肌的定义在前面已有所概述，但很多人会将皮肤过敏和敏感肌混淆，认为敏感肌都是因为过敏体质导致的，其实二者并不是一回事。

皮肤过敏可以说是一种疾病，比如荨麻疹、过敏性鼻炎、哮喘、结膜炎等都属于这类疾病；而敏感肌指的是一种状态，特别是各种外界刺激因素，比如各种理化因素刺激后导致皮肤敏感性升高的一种敏感状态。主要区别有以下几点。

（1）病因

皮肤过敏：原因有很多，最主要的就是食物、药物、环境、气候、遗传等因素。比如过敏性体质、鱼虾等海鲜异质蛋白过敏、抗生素等药物过敏、花粉、尘螨过敏等。

敏感肌：跟遗传体质有关，自身皮肤对外界抵抗较弱更容易出现。但也跟外界刺激有关，比如日晒、风吹雨打、不当护肤、过度使用激素或者去角质的药物等可导致敏感肌。

（2）症状表现

皮肤过敏：过敏在不同部位会出现不同的症状，如皮肤出现风团等荨麻疹症状，呼吸系统出现咳嗽、流鼻涕、胸闷气急等症状，甚至出现结膜红肿、瘙痒等症状，这些都属于过敏症状。

敏感肌：是以皮肤变薄、毛细血管扩张，容易出现丘疹、脓疱等皮肤表现为主要表现。对外界刺激反应升高，容易出现皮肤发红、发烫，甚至干燥、瘙痒、刺痛等表现。

（3）发病部位

皮肤过敏：除了面部之外，身体其他部位也可能会出现。

敏感肌：以面部为主。

看了上述这些注意点，相信大家能够对二者做出区分。当然，也有些人可能会问，二者之间是否会相互转化？其实是可以的。比如面部皮肤过敏如果处理不当（如长期使用激素药物），可能会导致皮肤变薄、毛细血管扩张，从而诱发敏感状态。同样地，皮肤敏感状态有的时候也更容易诱发皮肤过敏，因为皮肤对外界反应的敏感性升高了，比如皮肤敏感状态下有的时候也容易出现风团等荨麻疹样改变。

之所以要强调二者的区别，是因为敏感肌的治疗和皮肤过敏的治疗有所不同。皮肤过敏的治疗主要是避免接触可疑的过敏原，发作时进行抗过敏治疗；而敏感肌的治疗则是避免刺激性因素，减少使用美白、抗衰成分，应选择舒缓修复类护肤品，红肿严重时进行抗炎治疗。

2.敏感肌是怎么形成的?

敏感肌的形成往往有多种因素影响，是内外多种因素共同作用导致的结果。

（1）内因：包括遗传、年龄、性别、精神因素等。研究发现，部分人群天生皮肤薄、易泛红，对外界反应更敏感，更容易出现皮肤敏感症状；年轻人发病率高于老年人，女性高于男性，这与护肤习惯、频率等有关；精神压力过大时人体会释放一种叫作降压肽的物质，也会引发敏感肌。

（2）外因：应该是导致敏感肌发生率增高的最主要因素，除了季节交替、空气污染之外，冷热刺激、日晒、不当使用化妆品、清洁剂、消毒剂、过度使用酸类产品及药物、长期大量使用糖皮质激素、不当使用光电治疗等，都是导致敏感肌发病率居高不下的因素。

（3）其他皮肤病的影响：比如特应性皮炎、痤疮、脂溢性皮炎、玫瑰痤疮等往往也伴随有皮肤敏感症状。

3.发病机制

敏感肌的出现主要涉及皮肤屏障受损、皮肤炎症反应和血管神经敏感性升高三个方面。

皮肤屏障具有防止外界机械性损伤、抵抗外界细菌和污染物进入皮肤、减少水分丢失等功能，大力揉搓、过度刷酸、去角质及使用含刺激性成分的化妆品会使皮脂膜和角质层受损、神经酰胺含量减少，进而导致皮肤含水量降低，出现干燥、紧绷、脱屑等各种症状。

皮肤炎症反应在皮肤屏障受损后更易出现，表现为皮肤红斑、瘙痒、刺痛等症状。

最顽固的当属血管及神经敏感性升高，其中主要的影响因素是辣椒素受体的激活，导致神经敏感性增高，出现皮肤瘙痒、灼热、刺痛等症状。而且还可导致多种炎症因子释放，并促进血管内皮生长因子产生，导致血管敏感性升高，引发血管扩张，在面部的表现就是泛红，伴有发烫。

4.敏感肌的治疗

（1）健康教育

敏感肌极其顽固、极易反复发作，因此做好患者的心理疏导和健康教育极其重要，也是决定治疗成败的关键。敏感肌人群要尽可能避免可能的诱发因素，比如日晒、进食辛辣刺激食物、饮酒、情绪剧烈波动、长期处于密闭热环境等，也要避免滥用化妆品。治疗期间严格遵医嘱，做好定期治疗与随访，保持耐心，戒骄戒躁等。

（2）合理护肤

①避免以下几个误区

a.护肤品越贵越好：一分价钱一分货，贵有贵的道理，但对于敏感肌来说，贵的不一定是好的，也不一定是适合自己的。有的产品之所以贵跟它定位有关，跟品牌价值有关，但价格和品质或疗效不一定划等号。其主要成分可能与普通的护肤品没有巨大的差别，甚至部分产品里也添加有香精、乙醇（酒精）、防腐剂等成分，如选择不当可能会加重敏感肌症状。

b.护肤品种类越多越好：拥有健康皮肤的人群可以有多种选择，比如防晒、清洁和保湿产品，甚至可以使用含美白祛痘等功效性成分的产品。但敏感肌的护理恰恰相反，需要给皮肤做减法，减轻皮肤的负担，减少致敏性，日常护理以含保湿舒缓修复类成分的护肤品为主，比如维生素 B₅、透明质酸等成分能够补水，角鲨烷、神经酰胺等脂质成分能够锁水，红没药醇、积雪草、甘草酸等成分能够抗炎。

c. 用化妆品遮瑕：化妆品中的一些成分可能会加重敏感肌症状，同时卸妆水等产品中可能含有刺激性成分，比如丙二醇等成分可能会刺激皮肤，导致敏感症状加重。

d. 不需要防晒：紫外线会加重皮肤损伤，除了导致敏感症状加重之外，也容易出现斑和痘痘等问题。但需要注意防晒方式的选择，尽量以打伞、戴帽子等遮挡性防晒为主。

e. 无需清洁：很多人会问敏感肌是否需要清洁？需要！敏感肌也是有新陈代谢的，也会有代谢产物残留在皮肤表面，甚至一些敏感肌的油脂分泌更紊乱，在某些部位可能会过度分泌。皮肤上过多的油脂更容易滋生细菌或真菌，菌的过度繁殖会产生各种代谢产物，诱发皮肤炎症，导致皮肤敏感症状加重。所以，适当的清洁是有必要的，但是应尽量选择不含有乙醇（酒精）、香料、防腐剂、酸类等成分的产品。

②洁面产品成分这样选

市面上的洁面产品分为很多种类型，最常用的几种类型主要有：皂基、月桂醇硫酸钠（sodium lauryl sulfate，SLS）/ 月桂醇聚醚硫酸酯钠（sodium laureth sulfate，SLES）、氨基酸型、烷基糖苷（alkyl polyglucoside，APG）型、复配型（含以上两种或两种以上成分）。其中用得最多的是皂基、复配型和氨基酸型，这三种类型的产品在清洁度方面的排序为皂基＞复配型＞氨基酸型；在温和度方面的排序为氨基酸型＞复配型＞皂基。

③不同的敏感肌类型，在洁面方式上的选择也不一样

敏感性干性皮肤宜用温水洁面，水温尽量不超过体温，以30℃～37℃为宜，一般是早晚各一次。不是必须使用洁面产品，如果要用，每天一次就够，可以

选择氨基酸型、APG 型或者复配型。使用含有一些保湿成分的洁面产品会更好，比如透明质酸、甘油等，虽然这些成分停留在皮肤时间短、保湿效果有限，但是至少可以减少对皮肤的刺激。

敏感性油性皮肤，应避免使用皂基以及 SLS/SLES 洗面产品。可以考虑使用复配型洁面产品（比如含有氨基酸或者 APG 的），主要还是以相对温和不刺激的氨基酸洗面产品为主，一般从护肤品的说明书当中可以查到，比如 ×× 酰 ×× 氨酸钠 / 钾（或三乙醇胺 /TEA 盐），含有一种或者多种类似成分的产品就可以。一般每天的洁面次数是 1 ～ 2 次，用温水冲洗，然后多涂擦一些保湿的水或乳，以用完后皮肤没有紧绷感为宜。

(3) 物理治疗

①湿敷：首选生理盐水，最好是放在冰箱冷藏之后再使用，低温镇静的效果更好。将纱布浸湿之后敷在敏感部位，纱布厚度是 6 ～ 8 层，湿度以拎起来不滴水为宜，每天 3 次，每次 20 分钟左右。主要作用是使皮肤"冷静"下来，使扩张的血管收缩，减少局部渗出，进而消肿。但湿敷之后皮肤可能会更加干燥，因此湿敷完一定要加强保湿，多擦保湿乳，以减少对皮肤的刺激。

②光疗：主要使用的是 LED 光，最常用的是红光和黄光。红光具有抗炎和促进皮肤屏障修复的作用，黄光则能够促进皮肤新陈代谢，降低末梢神经敏感性。

③射频治疗：皮肤敏感症状进一步缓解之后，可以尝试用一些低能量非热效应的射频治疗来快速补充皮肤所需的水分、脂质，修复皮脂膜；同时促进皮肤新陈代谢，促进皮肤组织再生；也可以促进舒缓、修复、保湿类护肤品的吸收，促进皮肤屏障修复。

(4) 药物抗炎

皮肤灼热、干燥、紧绷感显著者可选择抗组胺药物，比如氯雷他定；对于合并痤疮、玫瑰痤疮、脂溢性皮炎等基础疾病者，可以配合使用一些抗炎药物，比如多西环素胶囊、羟氯喹、甘草酸苷等；皮肤发红、发烫明显者可以给予收缩血管的药物，比如口服卡维地洛，或者口服调节血管神经功能异常药物，比如加巴喷丁等；伴有焦虑、抑郁状态者可酌情使用抗焦虑和抗抑郁类药物。要注意的是，以上药物均需要在专业医生的指导下使用！

第三节　跟痘痘肌和平分手

大家应该经常听到这样的话："考试前精神紧张、复习压力大，痘痘就爆发了""熬夜完成老板布置的任务，痘痘又复发了""忍不住吃了点火锅和烧烤，痘痘又冒出来了""大姨妈还没来，痘痘先出现了""换了一套新的护肤品，第二天就出现了这该死的闭口"……

为什么痤疮（痘痘）这么容易发作？无论怎么应对，甚至作息、饮食、用的护肤品都改善了，痤疮却还是会发作，到底该怎么办？别急，让我们一步步来，

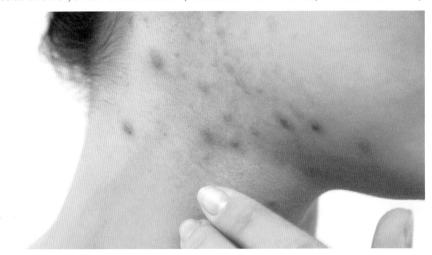

痤疮

1.发病原因

《中国痤疮治疗指南》（2019 年版）上有这样一段话："遗传背景下激素诱导的皮脂腺过度分泌脂质、毛囊皮脂腺导管角化异常、痤疮丙酸杆菌等微生物感染及炎症和免疫反应等与之相关"。也就是说，痤疮的发病原因与以下四个方面的因素有关。①遗传因素：如果父母或兄弟姐妹也有痘痘病史，那么你的痤疮的病情严重程度相对偏重，发病时间更长，更容易反复发作；②激素：雄激素是诱发皮脂腺增生和皮脂大量分泌的主要因素，也有其他因素参与，比如胰岛素样生长因子 -1、胰岛素、生长激素等；③皮脂分泌过度：是痤疮发病的前提条件，同时脂质成分的改变（比如不饱和脂肪酸的增加和亚油酸的降低）也会导致痤疮；④痤疮丙酸杆菌：参与了痤疮的发生和发展。

毛囊皮脂腺导管角化异常、炎症和免疫反应是痤疮的主要病理特征，目前的研究认为炎症反应贯穿了痤疮的全过程。毛囊微生物 / 异常脂质可以刺激炎症产生，导致皮脂腺导管角化，形成微粉刺和粉刺，随后皮脂无法正常排出，导致脂质大量聚集。而脂质的大量聚集会诱使痤疮丙酸杆菌的过度繁殖，最后诱发免疫反应，出现炎症，导致丘疹、脓疱、结节或囊肿等多种类型的痤疮出现。归纳一下就是，痤疮是一种伴有皮脂腺分泌过度、炎症、皮脂腺导管角化异常，同时有痤疮丙酸杆菌参与的慢性皮肤疾病，因此，治疗的目的也以控油、抗炎、抗角化为主，必要时兼顾抗菌治疗。

说起来似乎很容易，可是造成痤疮的影响因素太复杂，往往是多种因素共同作用导致的结果，因此病程可能会持续很久，短则 3 ～ 5 年，长则 10 ～ 20 年或更久。目前没有一种方法能够保证绝对根治。但这并不意味着痤疮无法治疗，相反，有很多行之有效的方法可以将痤疮控制得很好，只要掌握正确的方法，严格遵守医生的建议，完全可以做到减少复发、减轻发作时的严重程度、缩短病程、减少痘印痘坑和瘢痕形成。

2.分类

按照炎症从轻到重的不同表现，痤疮分为粉刺、炎性丘疹、脓疱、结节和囊肿几种类型，粉刺又分为黑头粉刺和白头粉刺。长痤疮时，可能会出现上述的单种类型，也可能是上述几种类型混合出现。此外，不同时期的痤疮也有不同表现或者出现在不同的部位，青春期长的痤疮以额头为主，随着年龄的增长，痤疮更多地在下巴和颈部生长。

3.治疗

不同类型的痤疮，治疗方案也不一样，需要根据每个人的皮肤情况，制订个性化的治疗方案。

（1）药物治疗

常用的外用药物有以下几种。①维甲酸类：以阿达帕林、维A酸乳膏为代表，此类药物可以改善毛囊皮脂腺导管角化、溶解粉刺、抗炎、预防和改善痘印和瘢痕，还能够加强皮肤的渗透作用，和其他药物联合使用可以增强效果，适用于所有类型痘痘，是痤疮治疗的一线用药，但有一定的刺激性，使用时一定要慢慢建立耐受。②过氧苯甲酰：可以释放新生态氧和苯甲酸，能够杀灭厌氧的痤疮丙酸杆菌，也有抗炎、溶解粉刺的效果，是炎症性痤疮的首选用药，也可用于粉刺，有一定的刺激性，使用时注意加强保湿，逐步建立耐受。③抗生素药膏：如克林霉素、氯霉素、红霉素、夫西地酸等，具有抗痤疮丙酸杆菌和抗炎作用，一般用于丘疹、脓疱等浅表性炎性痤疮皮损，很少出现刺激性，但长期使用易出现耐药性，不推荐单独使用，最好配合过氧化甲酰或维甲酸类药膏使用。④其他：壬二酸、水杨酸类药物具有抑制痤疮丙酸杆菌、抗炎和轻微的剥脱作用，同样可以用于痤疮的治疗，并且可以帮助改善痘印，特别是深色痘印。

常用的口服药物则为以下几种。①抗生素类药物：一般首选四环素类药物，比如多西环素或米诺环素，但多西环素或米诺环素可能会出现胃肠道反应、光敏反应等。多西环素胃肠道反应更大，米诺环素可能会出现头晕，服用时要注意防晒，多喝水，米诺环素可以睡前服用来减少头晕症状，如不能耐受可以考虑用红霉素。同时注意备孕期夫妇、孕妇、哺乳期女性及 8 岁以下儿童禁止使用四环素类药物，可以选择口服红霉素或罗红霉素。②维甲酸类：常用的是异维 A 酸胶囊，其作用全面，可直接作用于痤疮发病的各个环节，也是目前减少痤疮复发最好的药物之一，可以抑制皮脂腺分泌、调节毛囊皮脂腺导管角化异常、改善毛囊厌氧微环境、抗炎和预防瘢痕形成。但需要服用的时间较长，时间越久效果越好，服用时需要注意不良反应，最常见的不良反应是皮肤黏膜干燥、脱屑，需要多喝水，加强保湿。同时，服用时定期复查肝功能和血脂，该药有致畸作用，因此育龄期女性用药前 1 个月、用药期间及停药后 3 个月内要严格避孕，有抑郁症状者应避免使用。本药虽有强大的效果，但一定要在医生指导下使用。③激素类药物：主要是抗雄激素的药物，比如短效避孕药和螺内酯，适合青春期后痤疮患者和月经前加重、伴有高雄激素的女性痤疮患者。如果炎症比较严重，也可以考虑短期口服糖皮质激素治疗。

> **Tips：如何选择药物？**
>
> **粉刺为主**
>
> 粉刺主要是由于皮脂腺分泌和毛囊口细胞角化异常形成的，治疗主要以控油和去角质为主，最常用的就是维甲酸类或者是其他酸类的药物。也可以用含有果酸、壬二酸或者水杨酸的一些祛痘产品；疗程一般为 2～3 个月。
>
> 推荐：阿达帕林 / 维 A 酸乳膏 / 他扎罗汀 / 果酸 / 水杨酸 / 壬二酸等，一般睡前使用，需要逐步建立耐受，使用期间加强保湿。

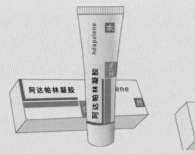
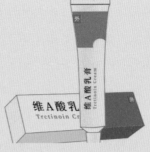

粉刺并伴有较多炎性丘疹

除了毛囊口角化异常导致的粉刺，同时合并有炎症的患者可以使用维甲酸、壬二酸、水杨酸等药物，这些药物有一定的抗炎作用，但可能还不够，需要配合抗生素或过氧苯甲酰联合使用效果才更好。

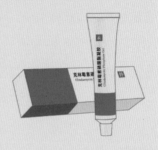

推荐：治疗粉刺药物 + 克林霉素磷酸酯 / 过氧苯甲酰，疗程为 2 ～ 3 个月。

炎性丘疹、脓疱

这种类型的痘痘往往表现为炎症比较明显，感染因素占比更多，需要添加抗生素类药物，兼顾抗感染和抗炎，一般推荐使用四环素类药物。

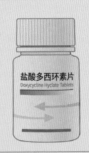

推荐：抗生素类药物 + 酸类制剂 + 多西环素 / 米诺环素口服，疗程 2 ～ 12 周。

结节和囊肿

此类是最严重的痤疮类型，也是最容易留下痤疮瘢痕的类型。炎症反应是最主要的表现，感染性因素相对较低，需要选择抗炎作用更强的治疗手段。

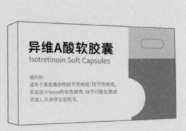

推荐：口服异维 A 酸胶囊等，必要时还要配合短期口服糖皮质激素药物，疗程较长，至少需要 3 ～ 6 个月。

樊哥聊皮肤

（2）非药物治疗

非药物治疗一般作为辅助治疗使用，与药物配合效果更佳，或者在无法用药物治疗时考虑使用。

①红蓝光治疗：红光具有抗炎修复作用，蓝光可以杀灭痤疮丙酸杆菌等。

②强脉冲激光：有抑制皮脂腺分泌和抗炎作用，可以改善轻微炎症性痤疮。

③化学换肤：能够松解角质形成细胞间连接、加速表皮细胞脱落与更新、刺激胶原蛋白合成，也有轻度抗炎作用，对于痤疮、痘印等具有效果。

④光动力治疗：适合结节、囊肿型等重度痤疮。

（3）痘印和痘坑的防治

痘印分为红色痘印（炎症后红斑）和深色痘印（炎症后色素沉着斑），痘坑分为凹陷性瘢痕和增生性瘢痕。

①红色痘印：本质是炎症导致的血管扩张，治疗原则为抗炎、改善血管扩张和增生。抗炎可选用维A酸、壬二酸、水杨酸、氨甲环酸等；也可以尝试用多磺酸黏多糖、积雪苷；一般推荐白天外用氨甲环酸、晚上使用壬二酸。改善血管扩张或血管增生可选择激光、窄谱光或脉冲染料激光治疗。

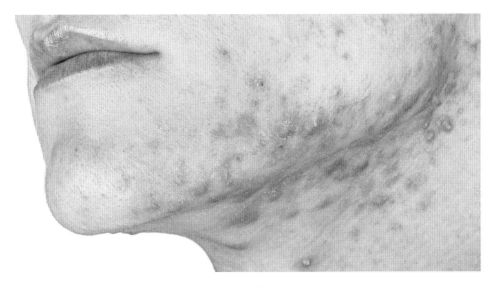

痘印和痘疤

②深色痘印：本质是炎症后的色素沉着，如果没做好防晒、炎症控制不佳或自行挤压等都可以导致红色痘印变成深色痘印。深色痘印好转较慢，一般疗程在 3 ～ 6 个月。可以选用维 A 酸、壬二酸、水杨酸等药物，也可以选用烟酰胺、氨甲环酸、熊果苷、氢醌等。

（3）控制饮食

①少吃甜食：各种点心、冰淇淋、蛋糕、饮料、奶茶等含糖量较高的食物，需要严格控制。

②少吃油腻的食物：严控各种烧烤、油炸食品等，要尽量少吃或不吃。

③适量食用奶制品：牛奶（尤其是脱脂牛奶）中的酪蛋白能够促进 IGF-1（胰岛素样生长因子 -1）分泌，造成皮脂分泌增多，而皮脂分泌增多是导致痤疮发病或加重的主要因素之一。因此，脱脂和少脂牛奶尽量不喝，可以考虑食用无糖酸奶和豆浆，全脂牛奶要控量，每天摄入量控制在 500mL 左右。

④少吃辛辣刺激性食物：大部分辛辣刺激的食物很油腻，往往会加重痤疮。

⑤少喝浓茶、酒、咖啡：这些饮品能够促使神经兴奋，导致油脂分泌增多，要适当控制用量。但适量饮用绿茶能够抗氧化，清除自由基，抑制雄激素对毛囊皮脂腺的作用。

⑥适量食用米饭和面食：这些食物中的碳水化合物含量较高，会导致痤疮加重。

⑦适量食用蔬菜和水果：胡萝卜、荠菜、菠菜、西兰花、番茄、哈密瓜、橘子等富含维生素 A，对减少毛囊角化有帮助；

⑧适量食用鱼类和海鲜：鱼类含有较多的不饱和脂肪酸，可以抑制炎症，抑制毛囊口角化，降低痤疮发病率；但需避免含汞高的鱼类，如鲨鱼、剑鱼等。

⑨适量食用富含锌的食物：如带壳海产品、坚果、动物肝脏等，也有一定辅助作用。

（4）护肤

①洁面：如果皮肤非常油腻，可早晚各使用 1 次氨基酸洁面产品，偶尔使用皂基洁面产品，但若皮肤油腻且敏感，建议单纯使用氨基酸洁面产品。

②保湿：干性皮肤可选择保湿霜；油性皮肤建议使用乳液。

③防晒：以硬防晒为主，比如打伞、戴帽子等；可以配合使用清爽的化学防晒剂。

（5）生活方式

保持规律的作息，适当缓解压力。

4.关于痤疮的一些常见问题

（1）推荐做针清吗？

针清是利用器械去除粉刺顶部或者扩大粉刺开口，把堵塞在毛囊口的皮疹和其他物质排出的过程。

针清的作用确实明显，是快速去除粉刺的一种手段，公立、私立医院甚至美容院都有开展这个项目，但编者一般不会推荐，主要原因如下：

①针清并没有改变皮脂腺分泌过多、角化细胞堆积导致毛孔堵塞的情况，粉刺的致病因素仍然存在，所以短暂缓解之后仍然会再次出现。

②做针清的过程会带来比较大的痛苦，体验过针清的小伙伴应该会有较深的记忆。

③ 2019 年版的《中国痤疮治疗指南》中就已经删除了针清这种治疗方式，主要是可能存在一定的风险，比如导致粉刺内壁破裂，内容物进入真皮，诱发炎症，导致痘印痘坑、瘢痕。大家可以脑补一下，粉刺就像一个火山，本来静悄悄在那待着，突然的外力刺激可能导致火山爆发，就容易留下痘坑等后遗症。

因此，不推荐直接进行针清治疗，最多是作为辅助治疗使用。在比较大的顽固性粉刺或外用酸类制剂、医院刷酸，甚至口服异维 A 酸胶囊都不能缓解的情况下使用，但建议只用于粉刺型痤疮，丘疹、结节、脓疱型不建议使用。危险三角区的痤疮（鼻根与两侧口角连线形成的三角区域）更是禁止进行针清等挤压操作，以免引起颅内感染，威胁生命。如果一定要做针

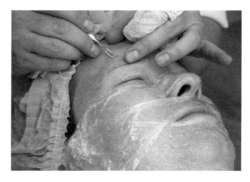

针清

清，最好是去正规医院，做完针清后加强护理，涂抹抗生素类药物（如夫西地酸或克林霉素）预防感染。

(2) 怎么治疗"姨妈痘"？

在月经到来前 0 ～ 7 天，往往有部分女性脸上会开始出现密密麻麻的粉刺，甚至是丘疹、脓疱，以下巴部位最明显，等月经结束之后又会慢慢缓解、消退。

大家口中的"姨妈痘"，又叫月经前痤疮。造成这种现象的主要原因是女性的性激素水平会随着月经周期出现波动，月经来临时体内雌激素和黄体酮会暂时下降，而雄激素会相对升高，导致皮脂腺活跃，皮脂分泌增多，引起痤疮加重。注意，这里的雄激素是相对升高，其绝对值不一定会有变化，临床中有很多月经前痤疮患者检查雄激素没有发现异常就是这个原因。但是如果同时出现体毛增多（唇毛、四肢毛发旺盛）、月经紊乱、头顶毛发稀疏，则建议去医院进行一个全面的检查，来排除多囊卵巢的可能。其次，也要注意其他因素的影响，比如月经前精神紧张、焦虑等因素，这些都是导致痘痘加重的因素。

"姨妈痘"如此顽固，该如何治疗呢？首先，外用药物的选择方面与一般痤疮类似，可以选择维 A 酸乳膏、阿达帕林凝胶、壬二酸、过氧苯甲酰等药物；炎症明显的话，同样可以口服多西环素或米诺环素；口服避孕药物可以明显改善月经前痤疮的症状，比如优思明（屈螺酮炔雌醇片）、达英 35（炔雌醇环丙

孕酮片）等，可以降低激素水平，但有血栓疾病或家族史患者禁忌使用；如果不适合口服上述药物，可以考虑口服螺内酯，可以竞争性地与雄激素受体结合来减少雄激素的作用。上述药物均要在医生指导下使用，使用时要检测血压和电解质。

（3）为什么30岁之后还在长痘？

30岁之后还在长痘的人确实不少，其中女性更多，难道是返老还童了吗？

痘痘，也叫青春痘，是痤疮的俗称，但并非青春期专属，30岁之后当然可以出现。究其原因，还是跟皮脂腺活动、激素水平变化等多种因素相关，其实跟青春期出现的痤疮并没有太大的差别，只不过发病年龄更晚一些，可以是青春期的痤疮持续到30岁以后，也可以是30岁之后才出现，可能会有一些特点，如好发于下面部，口周、下颌、颈部等。所以，30岁之后长痘不需要太紧张，完全是正常现象，通过正规的治疗完全可以控制。

（4）前胸、后背的痤疮怎么治疗

前胸和后背的痤疮也应该引起重视，特别是夏季穿背心、吊带、低领衣服的人群，如果突然多出了一些密集的红色痘印，甚至深色痘印，充满了不协调和尴尬，这个时候是多么想马上去除这烦人的痤疮！

但是，请不要太着急，首先得确定前胸、后背上是否为真的"痘痘"。这些"痘痘"也可能是马拉色菌性毛囊炎，其往往表现为相对独立分布但数量密集的丘疹，顶端往往有脓头，形态单一，没有粉刺，伴有瘙痒。如果分不清楚，还是先找专业的皮肤科医生看下，因为两种疾病的用药方案完全不一样。

前胸、后背的痤疮治疗用药和面部没有差别，主要根据皮疹形态和严重程度用药。数量不多、炎症轻微的，一般外用夫西地酸、克林霉素、班赛（过氧苯甲酰凝胶）或阿达帕林；分布广泛、炎症明显的，在外用药物的基础上，口服多西环素或米诺环素，甚至可以口服异维A酸胶囊。

除了外用药物治疗，平时也需要注意进行皮肤护理，可以使用含有烟酰胺、果酸、水杨酸之类的身体乳，对于治疗有一定的辅助作用；如果不幸留下深色痘印，可以使用一些提亮肤色、淡斑的产品，比如含烟酰胺、氨甲环酸、熊果苷、壬二酸等成分的产品，对于帮助恢复有一定的帮助。选择产品时也要注意各成分的浓度，并且坚持使用 2 ～ 3 月后观察效果，见效慢的则需要 3 ～ 6 个月。

（5）不同部位长痘代表身体器官出了问题？

"额头长痘是局部压力大""鼻子长痘是胃不好""脸颊长痘是肝不好""口周长痘是便秘""下巴长痘是内分泌失调""下颌、颈部长痘是淋巴排毒"……这些都是谣言！痤疮的本质是毛囊皮脂腺单位慢性炎症，而毛囊和皮脂腺只有皮肤才有，如果一定要说哪个器官出了问题，只能说是皮肤这个身体最大的器官出了问题。之所以头面部、颈部、前胸、后背好发痘痘，是因为这些部位是皮脂腺分布最多的部位，发生痤疮的概率当然就大。虽然痤疮也会受身体激素水平影响，比如月经前痤疮、多囊卵巢综合征等，但这些激素水平变化引起的痤疮往往不会局限在某个部位。

第四节　油性皮肤必看！如何拯救"大油田"

◇◇◇◇◇◇◇◇◇◇◇◇◇◇◇◇◇◇◇◇◇◇◇◇◇◇◇◇◇◇◇◇◇◇◇◇◇

皮肤分泌的油脂并不是"地沟油"，它不是人体代谢的垃圾，而是皮脂膜的重要组成成分，它可以在皮肤表面形成一层致密的保护膜，能够防止皮肤变得太干燥。你的油恰恰是干性皮肤求之不得的宝！但油性皮肤的人也会有很多烦恼，比如面部 T 区就像大油田，鼻子就像滑滑梯，用手一摸，如此丝滑；一觉醒来搓把脸之后拿起手机看看时间，却见到了屏幕上那油光锃亮的手印，手就像是涂了黄油；夏季走在人群中，油光满面的你是最亮的那个仔，反射着耀眼的光芒。熬夜出油、情绪一激动也出油、戴个口罩更是油不可耐，哪哪儿都是油，关键是还影响上妆。

除此之外，"大油田"也可能会带来其他的一些问题：①皮肤暗沉，皮肤油脂分泌过多容易导致毛孔内油脂堆积，暴露在空气中后氧化变色，发黄暗沉，甚至还容易形成黑头；另外，油脂过多，也容易粘附灰尘和污物，如果日常不注意清洁，也会影响皮肤色泽，出现皮肤暗沉。②痘痘，皮脂腺过度分泌是痘痘产生的前提，油脂分泌过多容易粘附灰尘等杂质，加上异常角化的细胞，容易导致毛囊皮脂腺开口堵塞，诱发粉刺等出现。③脂溢性皮炎，头皮和面部油脂分泌旺盛容易增生马拉色菌，其过度繁殖也可能诱发炎症，表现为皮肤红斑、油腻性鳞屑，甚至出现瘙痒、疼痛，严重者还会出现脱发。

那么，该如何应对油性皮肤呢？

1.适当清洁

油性皮肤需要注意避免过度的清洁，每天洗脸次数不宜超过 2 次，过度清洁容易进一步刺激皮脂腺，导致反跳性皮脂分泌过度，反而会加重皮肤出油的现象。

尽量选择以不致痘、足够清洁、温和不刺激的成分为主的洗面奶，一般选择氨基酸洁面产品就行，如果有泡沫更好，它的质感会更好，也可以减少对皮肤的揉搓刺激。洁面乳的作用只是洗去油脂和杂质，并不是控制油脂分泌，不必过强，氨基酸已经足够有效。要避免含下列成分的产品：含有肉豆蔻酸异丙酯、棕榈酸异丙酯、质地厚重的矿物油等成分的产品可能会致痘，需尽量避免；含有氢氧化钠、氢氧化钾等碱性成分的皂基洗面奶尽量减少使用，虽然它们的清洁力极强，但过度使用会破坏皮肤表面天然的皮脂膜，导致皮肤紧绷，出现皮脂反跳性分泌，过度使用还可能破坏皮脂膜，导致皮肤变得敏感。

2.适当补水保湿

很多人认为，油性皮肤已经很油了，不需要再保湿，否则容易导致皮肤越来越油，这种想法不可取。皮肤水分和油脂的分泌是独立的，不能混为一谈，油脂不会因为不补充水分而不分泌。相反，如果本身伴有皮肤屏障受损的情况下，皮肤水分丢失过多，反而会刺激油脂过度分泌，所以即使是油性皮肤也要适当保湿。保湿一般建议选择水性保湿剂和乳剂等相对清爽的产品，尽量避免使用封闭性较强、质感油腻的霜剂，达到保湿又不油腻的感觉最好，比如含维生素 B_5、透明质酸等成分的水状保湿精华是比较合适的。

3.控油

可以适当使用具有控油效果的功效性护肤品，如含有以下成分的产品：烟酰胺具有控油的作用，能使油脂分泌达到相对温和的状态，同时具有提亮肤色、抗紫外线、抗衰老等作用；水杨酸具有亲脂性，是当仁不让的控油类成分的"大哥"，低浓度的水杨酸可以在家刷，操作方便。同时，烟酰胺和水杨酸还有抗炎作用，对于合并有轻度痤疮的人群同样有很好的效果。因此，建议早上使用烟酰胺，晚上使用水杨酸，既能改善肤质又能控制油脂。

4.防晒

防晒产品的选择上同样要考虑不致痘、不油腻，尽量以清爽的产品为主，只是这类产品的防晒系数可能不高，最好可以配合伞、帽子等物理防晒措施，效果更佳。

樊哥聊皮肤

5.调整饮食，保持规律作息

少食高糖、油腻、高热量的食物，这些食物会刺激皮脂腺过度分泌，为"油田"提供源源不断的原料。此外，熬夜加班相当于让皮脂腺不停歇，也会刺激雄激素分泌，加重皮脂分泌症状，严重者还会出现痤疮，所以能少则少吧。

6.药物治疗

对于严重出油的患者，口服异维 A 酸胶囊是不错的选择，但是仅仅为了控油的话不是特别有必要，毕竟药物都有一定的副作用。如果合并有严重的痤疮，或者出油症状严重影响到工作或学习则可以考虑使用，但需在医生指导下用药。

第五节　干性皮肤的秋天，应该怎么度过

◇◇◇◇◇◇◇◇◇◇◇◇◇◇◇◇◇◇◇◇◇◇◇◇◇◇◇◇◇◇

秋季天干气燥，皮肤更容易出现脱水，再加上气温下降，皮肤的代谢活动会受到影响，皮脂腺和汗腺分泌减少，皮脂膜的重要成分缺少，导致其功能减弱，皮肤容易出现干燥等各种症状。干燥的皮肤容易导致眼周细纹，此外，皮肤防护紫外线的能力下降、色素颗粒代谢的活动减弱，也容易长斑，严重者甚至会出现手指指纹不明显、卡粉等情况，再严重者可能就会因干而出现皮肤敏感症状，如瘙痒、疼痛等。

所以秋冬季节皮肤保湿刻不容缓，但是保湿就是简单的补水吗？非也！下面向大家介绍一些秋冬季皮肤保湿的注意点。

1.补水和保湿

补水相当于给表皮注入水分，一般用的是小分子、渗透性比较强的成分。表皮的水分补充是以角质层补水为主，因为角质层是皮肤最外层的一个细胞结构，属于失去活性的角质细胞，是无法自行产生水分的，其水分是通过真皮层或者外界补充的。

保湿就是锁水，即减少水分从皮肤表面的蒸发，相当于在皮肤表面形成一层保护膜，也就是人为构造一种类似于皮脂膜的结构来减少水分的流失。

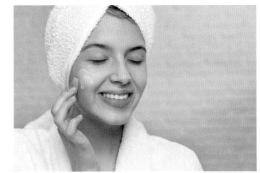

保湿

补水和保湿并不是相同的保养方式，二者的关系应该是相辅相成，共同进行效果才更好。

2.关于补水，有哪些方法可行？

（1）多喝水：水分能促进机体的新陈代谢，多喝水当然可以给皮肤补水。但是通过喝水来给皮肤补水，这个过程可能会有点漫长。水要先被胃肠道吸收，再通过全身循环输送到皮肤，随后先到达真皮层，然后再由真皮层补充到表皮层。因此多喝水是一种长期的补水方式，建议大家养成这一良好的习惯，但并不能用于临时性的补水。

（2）补水喷雾：可以说是活泉水，来得快，去得也快，一般用于临时补水。通过喷雾补充的水分很快会在皮肤表面蒸发，甚至还会带走皮肤表面角质层里固有的水分，喷雾效用过后皮肤还是会再次干燥。因此，必须要在补水的基础上做好锁水工作，才能让皮肤保持水润，比如添加一些吸水成分（透明质酸、

维生素 B_5 等）会让皮肤更滋润一点。

（3）面膜：面膜本身含有大量的水分，里面也会有一些吸水的成分，比如透明质酸等，有很好的补水效果，而且起效很快。同时，面膜敷在皮肤上，相当于起到了封包的作用，可以更好地促进水分的渗透。但是如果仅仅使用补水面膜，而不配合其他一些乳或霜的话，皮肤很快也会变得干燥。

Tips: 透明质酸

　　透明质酸，又叫玻尿酸，是细胞外基质主要成分之一，它可以吸取自身体积几百甚至上千倍的水分，因此具有强大的保湿功能，能使皮肤保持滋润、细腻、柔嫩且富有弹性。

　　玻尿酸分为大、中、小三种分子，大分子涂抹在皮肤表面不容易被吸收，形成弹性保湿水膜；中分子能够修复皮肤屏障，稳定皮肤状态；小分子渗透性较强，可以用于深层锁水。因此，大、中、小分子玻尿酸混合使用效果更佳。

但正如上面所说，单纯的补水只是一种应急手段，并不能使皮肤长时间保持水润，一定要在补水的基础上配合保湿的乳或者霜效果才好，保湿成分主要包括吸水剂、润肤剂和封闭剂 3 类。吸水剂的作用是吸收水分，包括甘油、维生素 B_5、透明质酸等；润肤剂可以填充角质层细胞间隙，比如霍霍巴油、乳木果油等；封闭剂能够防止水分流失，比如神经酰胺、胆固醇、凡士林、硅油等。各种成分各司其职，共同配合，才能使问题皮肤变得滋润、健康，愉快地度过秋冬季。

此外，不同保湿产品维持的时间不同，面霜最强，可以维持 4～6 小时；保湿水和喷雾最弱，一般在 1～2 小时；乳液介于二者之间，在 2～4 小时。但皮肤干燥程度不同、产品品牌不同、产品中的各种成分浓度不同，均会导致持续时间出现偏差，只要感觉皮肤干燥，就可以使用保湿产品，不限制次数。

3.保湿产品使用部位

涂抹保湿产品时不要仅仅用于面部,脖子、胳膊、大腿等部位也要关爱一下,尤其是手肘、膝盖和脚后跟等皮脂腺少的部位, 还有老年人的小腿部位也要重点照顾, 可以涂抹凡士林、尿素乳膏等产品保湿;同样地, 部分特应性皮炎患儿的皮肤在秋冬季会变得更干燥, 也要加强保湿。

4.清洁

冬季清洁面部时尽量不要使用洗面产品, 一般用清水洁面即可, 每天 1～2 次, 每周洗澡 2～3 次, 尽量不使用肥皂或者皂剂, 清洁完成后, 都要在皮肤没有完全干燥之前就涂抹保湿乳或霜。

5.沐浴

一般建议用清水洗澡, 尽量少用或选用温和的身体清洁产品。不要过度频繁地洗澡, 一般每隔 2～3 天洗 1 次澡, 喜爱运动者可以每天洗 1 次。时间一般控制在 10 分钟左右, 如每天洗澡, 5 分钟左右即可, 如洗澡间隔较长, 可以适当延长时间(10～20 分钟)。在洗完澡后最好尽快使用保湿身体乳, 以改善皮肤干燥的情况。

6.水温

不管洗脸、洗手或洗澡, 水温尽量不要太高, 以接近体温为主, 不要超过 40℃。

7.卸妆

卸妆后不必叠加使用洁面产品，但需加强保湿。

8.防晒

冬季也要防晒！春、夏、秋、冬，不管是艳阳高照，还是下雨、下雪天，紫外线它无处不在，全方位、无死角覆盖着整个大地。冬季防晒和夏季并没有太大的区别，防晒伞、防晒帽、衣服、眼睛、面罩等硬防晒不能缺，防晒霜、防晒乳、防晒喷雾等软防晒也要齐全，软硬兼施、双管齐下效果才好。

9.美白、抗衰老等产品

美白、淡斑、抗衰老等产品容易引起皮肤刺激，使用过程中一定要加强保湿，进而增强皮肤耐受力；容易瘙痒泛红的敏感性皮肤与紧绷干燥的干性皮肤尽量少用这些产品，容易加重刺激，导致皮肤问题更严重。

第六节　毛孔粗大爱出油，混合性皮肤的春天在哪里

◇◇◇◇◇◇◇◇◇◇◇◇◇◇◇◇◇◇◇◇◇◇◇◇◇◇◇◇◇◇◇◇◇◇

混合性皮肤兼具油性皮肤和干性皮肤的特点，面部的不同部位表现不同，面部 T 区（前额、鼻部及周围、口周）呈油性，面颊等部位为干性，大部分中国人的皮肤都属于此类。也可能是以前的皮肤属于油性或干性，随着年龄、环境、饮食、护肤等因素的改变而转变为混合性皮肤。混合性皮肤最常见的问题是夏季面部 T 区容易冒油，冬季其他部位干燥、脱屑。

油性皮肤和干性皮肤的保养已经很不容易了，油性皮肤如果清洁不当或不到位易冒痘，干性皮肤如果清洁过度易变敏感性皮肤；皮肤保湿的困扰同样如此，油性皮肤用的保湿产品太油腻易闷痘，干性皮肤则往往保湿效果不佳。所以，兼具二者特点的混合性皮肤，它的保养就像是一个充满各种陷阱的战场，需要时刻保持警惕，提醒自己不能踩坑，如果护肤不正确，就很容易诱发各种皮肤问题，比如痤疮、毛孔粗大、黑头、皮肤变得敏感等。那么，混合性皮肤该如何护肤呢？

> **Tips: 毛孔粗大的原因**
>
> 1. 与肤质有关，有的人天生皮肤油脂分泌旺盛，其本质上跟基因有关。
> 2. 与不当的人为刺激有关，比如经常抠抓、挤压、使用撕拉面膜等。
> 3. 与皮肤老化有关，包括自然老化和光老化，会导致胶原蛋白生成受到影响、胶原纤维断裂、皮肤松弛，导致毛孔粗大。
> 4. 与不良的生活习惯有关，比如经常熬夜、过多食用太油、太甜的食物会导致皮肤油脂分泌过多，也容易加重皮肤衰老。

1.清洁

洁面对于混合性皮肤来说必不可少，但也并不是说，脸上的油洗得越干净越好，这是一个误区。过分清洁反而会引起皮肤屏障受损，加重油脂分泌，甚至导致皮肤变得敏感，使皮肤状态更糟糕！所以应该针对不同的皮肤类型，选择相应的清洁产品。不敏感的混合性皮肤，可以选择兼顾清洁和保湿的氨基酸类洗面奶或甜菜碱类洗面奶，它们温和不刺激。而敏感的混合性皮肤，建议选择成分简单，无酒精、香精、色素，同时含有保湿成分的专门针对敏感性皮肤的洗面奶。

2.控油

油腻的皮肤部位往往伴有毛孔粗大和痤疮（特别是黑头），除了皮脂腺分泌旺盛外，可能还有细菌和炎症存在，所以在控油的同时，还要兼顾抗炎抗菌。一般建议选择酸类的产品，包括维A酸、A醇、水杨酸等，其中以水杨酸最为常用，它在具有强大的控油效果的同时还有抗炎作用，完全适合油性皮肤合并毛孔粗大、痤疮的皮肤，但长期使用水杨酸需要逐步建立耐受，同时加强皮肤保湿。此外，烟酰胺作为一名全面选手，控油的同时也有抗炎、抗光老化等多种作用，同样可以用于油性皮肤合并毛孔粗大、痤疮的皮肤。

3.保湿

混合性皮肤的面部T区可以用一些含有酸类、控油成分的产品，也可以用滋润的爽肤水来补充水分；在干燥的冬季用保湿的乳液来加强保湿，特别是面颊部位一定要加强，如果觉得面颊部位保湿力度不够，也可以用保湿霜。

4.防晒

混合性皮肤的防晒同样建议软硬兼施、双管齐下，防晒伞、防晒帽、衣服、眼镜、面罩等硬防晒不能缺，防晒霜、防晒乳、防晒喷雾等软防晒也要齐全。如果是敏感性皮肤，应以硬防晒为主；如果不是敏感性皮肤，可以在做好硬防晒的同时，加用物理和化学防晒混合的产品。

5.总结

混合性皮肤的特点决定了护肤要因"地"制宜，根据不同部位的皮肤特点来选择产品，面部 T 区以清洁、控油、抗炎为主，面颊部位加强保湿。同时，切记不可过度清洁，要注意保护皮肤屏障，否则容易出现皮肤屏障受损，导致皮肤变敏感，甚至诱发玫瑰痤疮等病变。

第十一章

身体其他部位的皮肤问题，樊哥为你一一解答

第一节　不想颈部皮肤"暴露"年龄，做好这几点

在日常护肤保养的过程中，颈部皮肤往往最容易被忽视，即便面部肌肤护理得再好，妆容再精致，颈纹都可能在不经意间暴露年龄。

颈部皮肤的保养其实是最难解决的，颈部皮肤较薄，汗腺、皮脂腺分布较少，脂肪含量也少，抵御环境刺激能力较差，容易干燥松弛。诱发以及加重颈纹的因素包括不良的生活习惯（长时间低头玩手机、枕头睡太高）、肥胖、衰老、遗传和吸烟等。因此，对于颈部皮肤的保养来说，预防远远比治疗重要。下面，就向大家介绍几种能够有效预防颈纹的实用方法。

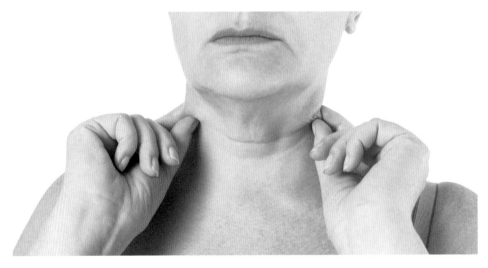

颈纹

1. 多抬头，少低头

维持良好的日常习惯至关重要，如经常伏案工作的小伙伴们，一定要牢记"多抬头"，最好每隔 1 小时做做伸颈运动，同时，尽量将颈部往后仰，使颈部出现拉伸的感觉，从而预防颈纹出现。

2. 选择合适的枕头高度

枕头垫太高会导致入睡时头部往下垂，加重肩膀负担，同时易使颈部弯曲；但不使用枕头的话，下巴容易呈现上仰姿势，也容易使颈部形成皱纹。因此，选择适宜的枕头高度对预防颈部皱纹来说十分重要，最合适的枕头高度一般在 6 ～ 8 cm，但也因人而异。

3. 按摩除纹

小伙伴们在闲暇时可行按摩除纹，如将头部微微抬起，双手掌心放在颈部，从锁骨往上推，左右手各做 10 ～ 15 次，以提拉颈部肌肤，使其更紧致，但效果有限。

4. 注意颈部防晒

大多数人平时防晒时只注意了头面部，忽视了颈部。再次在这里强调下，面颈部的防晒都一样重要，每次防晒时都不要忘了颈部！

5. 选择专业的颈部护理产品

细心的小伙伴会发现，颈纹根据走向分为两种，第一种是一圈一圈的横纹，多由于颈部胶原纤维断裂引起，这种类型的颈纹用颈霜和颈膜一般无效。另一类是纵向延伸的竖纹，多由于皮肤干燥和衰老引起，这种颈纹加强保养可以得到一定程度的预防。前面讲到的酸类护肤品（如果酸和水杨酸）能够加速皮肤的代谢，促进胶原蛋白新生，如果小伙伴们在日常的面部护理中已添加了这类产品，同样可以应用于颈部，如果还没有的话，也建议大家尝试一下。最后，尽量避免使用过于厚重、油腻的产品，这类产品很难被颈部皮肤吸收，反而会造成毛孔堵塞，肤质变差。

6. 慎重使用医美技术

如上所述，颈部皮肤薄、脂肪少，血管分布多，实施医美治疗的风险较大，且效果远不如面部。目前，常用于去除颈纹的医美方法有射频和玻尿酸填充，射频适用于皮肤松弛所导致的颈纹，主要是通过射频加热组织以达到促进胶原蛋白再生的目的；嗨体是专门针对颈纹的注射式玻尿酸复合物，对于轻中度颈纹的效果较好，注射后颈部会出现凹凸不平，一般48小时内消退，需要定期注射。

第二节 冬季手脚干裂、脱皮不用怕

冬天天气寒冷、干燥，大部分人会出现手脚干裂的情况，轻微者表现为脱皮，严重者甚至会出现干裂、出血等现象。这种情况在冬季尤其明显，此外，真菌感染以及缺乏维生素也是加重手脚干裂的重要原因。

那如何有效处理冬季手脚干裂呢？

1. 注意保暖

建议冬季佩戴手套等保暖用品，脚部需穿保暖的鞋袜，睡前偶尔可用热水泡脚。

足跟干裂

2. 避免接触冷水

冷水的刺激容易使皮脂分泌减少，从而加重皮肤干燥以及干裂程度。日常生活中应尽量避免接触冷水，多使用温水洗手。

3. 避免使用肥皂洗手

肥皂碱性较高，容易直接破坏皮肤屏障，使手部水分流失，因此，洗手以及沐浴时尽量不要使用肥皂。

4. 洗手后勤用含有尿素的护手霜

洗手后立即使用浓度 10% 以上的尿素护手霜可以形成保护层，抵御外界刺激等直接损害。

5. 强化手足护理

除以上提到的勤用保湿霜，夜间使用热水浸泡手足后，可涂抹尿素浓度为 10% 以上（最好是 15% 左右）的滋润霜，然后使用保鲜膜包裹，促进吸收，除了起到滋润的效果以外，还有一定的角质剥脱作用，能够让手足的"死皮"脱落，还你嫩滑的手足皮肤。

6. 外用抗真菌药膏

手足干裂有时会伴有真菌感染，反过来，真菌感染也会加重手足干裂。因此，如果有真菌感染，可在保湿滋润的同时外用抗真菌药膏，能够有效改善手足干裂的表现。

7. 注意饮食

维生素 A 具有促进上皮生长、防止皮肤干裂的作用，多食用富含维生素 A

的食物，如胡萝卜、豆类、绿叶蔬菜、水果等对防治手足干裂也有效果。此外，还应多补充脂肪类、糖类食物，可使皮脂腺分泌增加，减轻皮肤干燥、干裂。

第三节　最让健身人士尴尬的皮肤问题
（皱皮、痤疮、生长纹）

◇◇◇◇◇◇◇◇◇◇◇◇◇◇◇◇◇◇◇◇◇◇◇◇◇◇◇◇◇◇◇

健身可以极大地改善人们的外在形象，适当运动对于改善皮肤状态的确是一个不错的选择，但是随之而来的皮肤问题也不断出现。目前来说相关的三大问题是：①皱皮（皮肤松弛）；②痤疮；③生长纹。那么，这些问题是如何产生的？又需要做什么才能有效预防和治疗这些问题呢？不要急，让我们一个一个问题来分析。

1. 皱皮（皮肤松弛）

一般多见于短时期减去了大量体重的健身者，当然，在同等健身强度下，这个问题出现的可能性也因人而异，跟每个人的皮肤弹性密切相关，具有个体差异性。尤其对于年龄偏大的健身人士而言，皮肤弹性本身就会随着年龄的增长而降低，因此，年龄越大越容易在急速减脂期间出现皱皮的问题。为了避免这个问题，在健身过程中尤其要注重以下几点：

（1）无论是增肌还是减脂，都要把体重涨幅控制在合理的范围。此外，一定要采取科学的减脂方式，采用饮食控制结合适当的力量训练以及有氧运动的方式，尽量缓慢规律地减脂，就可以尽可能地避免皱皮。

（2）如果在减脂过程中发生了皱皮的问题，建议大家切换到增肌模式，尝试逐渐增加整体的肌肉量，可有助于撑起皮肤。

（3）如果皱皮问题十分严重，而且对健身人士造成了一定的困扰，最靠谱的建议还是去询问医生，在专业医生的指导下进行对症治疗。

总而言之，要合理控制好自己的减脂速度，再缓慢进行增肌。在此过程中，确保蔬菜、水果、足量微量元素、蛋白质的摄入，同时多喝水，加强外用保湿产品增加皮肤弹性，可有效降低皱皮风险。

2. 痤疮

编者曾经在临床上接诊过一位黑人患者，他的肌肉十分强壮但是满脸爆痘。一问病史，原来他每天健身，而且要进食大量的蛋白粉，编者让他减少蛋白粉摄入，再配合外用药物治疗，1个月后痤疮就消失了。前面章节已经介绍过痤疮，它是一类十分常见的与基因和环境密切相关的慢性炎症性皮肤病。当然，健身行为也是诱发或者加重痘痘的一个重要因素，其机制可能与以下几个方面有关：①内分泌改变，主要是睾酮的变化；②健身过程中产生的心理压力以及不规律的生活习惯；③摄入过多蛋白粉、碳水化合物，影响到激素分泌，导致皮脂腺分泌增加；④维生素B族需求量增加，可能会引起其缺乏，影响到皮脂分泌；⑤摄入过多奶制品，牛奶中含有的 IGF-1 炎症因子会加速毛囊皮脂导管角化，这是痤疮的重要发病机制之一。

当然，健身一般不会让本身不易长痤疮的人出现皮肤问题，如果部分健身人士本来就有痤疮的困扰，那健身行为不免成为加重痤疮的重要因素。因此，针对这一类人群，编者在此给出以下建议，希望能帮助长痤疮的小伙伴们摆脱烦恼：①保持一个良好积极的心态，维持规律的生活作息；②饮食上尽量减少乳制品的摄入，尽量将主食转换为粗粮或粗细搭配进食；③健身结束就马上做好面部的清洁工作；④如果痤疮十分严重，建议尽早到专业机构进行专业诊治，预防痘坑以及痘印的发生。

3. 生长纹

生长纹大家并不陌生，不少人经历了体重或者身高的突然改变以后，身体某些部位（大腿内外侧、臀部、腹部、胸部、手臂和腋窝等）的皮肤出现红色或者紫色条纹，后期又转变成白色条纹，不伴有疼痛或瘙痒等不适。

生长纹又称为膨胀纹、萎缩纹，其次，常说的妊娠纹、肥胖纹也都属于生长纹的范畴，其出现原因为皮肤真皮层内的弹性纤维和胶原蛋白断裂。短时间内增肌、增重等，会导致皮肤不断扩张拉伸，当超过一定的限度，就会出现生长纹。此外，肾上腺皮质激素分泌过多也会分解弹性纤维，使弹性纤维变形。

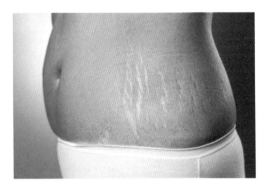

生长纹

预防生长纹的关键就是控制体重，既不要增肌过多，也不要减重过多，尽量均衡饮食，同时大量、高频率使用身体乳来增加皮肤弹性。目前临床上还没有找到真正确切可靠的治疗生长纹的方式，现阶段可用于治疗生长纹的方法有乙醇酸、微晶磨皮技术等，这就需要在专业医生的指导下遵医嘱治疗。

第四节 难言之隐——股癣
◇◇◇◇◇◇◇◇◇◇◇◇◇◇◇◇◇◇◇◇◇◇◇◇

皮肤科门诊中，时常会出现一些看起来十分"羞涩"的男性，常常欲言又止，经过再三仔细询问后，才发现他们自觉生殖器周围瘙痒明显，夜间更甚，有时甚至痒到抓出了血，更有甚者抓到皮肤破溃，实在无法忍受，才鼓起勇气跑来医院求助。经专科查体后发现，大部分患者腹股沟、大腿上方或者臀部可以见到境界清楚的环状红斑，其上可见细小糠状脱屑，部分边缘甚至可见细小水疱、色素沉着。一般专业医生通过此类典型的临床特点就可诊断股癣，但是对于顽固性或者不典型股癣，需要进一步完善真菌镜检以明确诊断。一般使用外用抗真菌药膏足够疗程后，症状就可以明显缓解。

股癣是一种常见的真菌感染性皮肤疾病，是指发生在腹股沟、会阴部、肛门周围以及臀部的皮肤癣菌感染，属于发生在特殊部位的体癣，年轻男性或者青少年好发，致病菌主要包括须癣毛癣菌、红色毛癣菌等。临床表现为境界清楚的鳞屑性红斑，通常伴有瘙痒。

关于股癣，大家比较好奇的问题主要有以下 3 个：①到底是什么原因诱发的股癣？②股癣到底传不传染？③该如何预防股癣再次发作？

1.诱发股癣的因素

（1）不良的生活习惯，如经常穿不透气和过紧的衣服，沐浴后未擦干身体，经常穿试衣服等。

（2）肥胖或者超重。

（3）出汗较多者。

（4）饲养小宠物。

（5）本身患有手足癣或者甲真菌病等。

（6）长期生活在炎热或者潮湿的环境。

（7）免疫力低下，如长期使用糖皮质激素或者免疫抑制剂、恶性肿瘤患者、糖尿病患者。

2.股癣会不会传染？

股癣具有一定的传染性，通常要通过接触传染，与患者共用浴巾、脸盆等是主要传播途径。此外，股癣还可发生自身传染，可因自身过度搔抓而蔓延扩散，引发其他部位的感染，如手癣、体癣等。

3.如何预防股癣再次发作？

（1）平时尽量穿棉质、透气、宽松的衣裤，保持局部的干燥、清洁。

（2）不与他人共用浴盆、水桶、毛巾等，不乱穿他人内衣、内裤、鞋袜等。

（3）股癣发作时应尽量避免搔抓，触碰患处后要洗手，防止自身传染以及继发感染。

（4）经常换洗内衣，保持外阴部清洁，尤其是肥胖者在沐浴后敷以爽身粉，尽量保持会阴部干燥清洁。

（5）饮食上减少辛辣刺激食物的摄入，禁酒。

（6）明确诊断后按医嘱规律外用抗真菌药膏，比如联苯苄唑或者酮康唑，如症状严重，请在医生指导下口服抗真菌药物治疗。

第五节　宝宝湿疹、红屁股、长痱子！该怎么办
◇◇

宝宝的皮肤娇嫩，非常光滑，常被形容像"剥了壳的鸡蛋"，正因如此，宝宝的皮肤十分敏感，常因遭受到外界刺激而出现各种皮肤问题，如湿疹、红屁股、长痱子等。

在这里，编者总结了几个宝宝们的常见皮肤问题，希望可以给各位新手爸妈带来些许帮助。

1.湿疹

湿疹本质上是由基因以及环境等多种内外因素所导致的一种过敏性疾病，常表现为患儿两侧面颊出现对称性红斑、丘疹、丘疱疹、水疱甚至肥厚。宝宝湿疹的主要原因为过早添加辅食，导致食物性抗原通过肠道黏膜吸收进入体内，诱发或者加重湿疹。此外，过度清洁皮肤会导致经皮水丢失增加，导致皮肤干燥，诱发湿疹。婴儿作为一类特殊人群，无法使用言语表达不适，需要宝爸宝妈们通过观察来确定病情，如通过皮疹来判断，特别是患儿因剧烈瘙痒出现持续哭闹、无法配合入睡或者进食时，宝妈宝爸们需要重视起来，赶紧带宝宝前往专业医疗结构就诊。

那平时宝爸宝妈们该如何预防宝宝湿疹呢？接下来的几条建议十分关键。

（1）洗澡水水温不宜过高。同时切勿过度清洁，切勿使用刺激性沐浴产品。

（2）规律性地大量使用保湿产品。初生的宝宝皮脂腺功能不完善、皮肤较薄，因此对外界环境的刺激反应较大，宝宝的皮肤需要保持滋润，从而预防湿疹的发生。

（3）如果宝宝经常出现湿疹，建议带宝宝去医院进行过敏原检测，如果能找出过敏原，无论是食物、衣服或者环境过敏物，让宝宝远离是最好的预防湿疹复发的手段。

2.红屁股

红屁股，俗称"红臀"，是指发生在宝宝尿布包裹部位的局限性片状红斑、水疱、大疱等。

（1）红臀产生的原因

①婴幼儿本身因素：婴幼儿本身皮肤娇嫩，角质层薄，容易因不良刺激产生红肿、糜烂、渗出、水疱等炎症性病变和过敏。

②细菌因素：粪便、尿液中含有细菌和尿素，细菌繁殖后会分泌一种分解尿素的酶叫作脲酶，在脲酶作用下尿素被分解成对皮肤产生刺激的氨气，刺激皮肤，同时使皮肤周围的 pH 值由弱酸性变成弱碱性，使皮肤发红。

③纸尿裤因素：不合格的原材料会对婴幼儿皮肤造成不良的刺激，诱发红臀；此外，护理不当，如没有给宝宝勤换尿布、便后没有及时清洗，都会对宝宝臀部产生不良影响。

(2) 如何预防红臀

绝大多数的红臀都可以归咎于护理问题，面对轻度红臀，只要不严重，护理得当的话很快就可以痊愈。那么，该如何正确护理呢？

①保持局部干燥

尽量选择宽松透气的棉质纸尿裤，最好 2 ～ 3 小时换一次尿裤，保持宝宝臀部的清洁干燥。同时，清洗完宝宝臀部之后，不要急着穿上新的纸尿裤，最好使用纱布轻轻拍干，或在空气中晾干，直到宝宝臀部变得清爽后再穿。

②隔离护理

待宝宝臀部干燥后，可以选择合适的护臀霜涂抹，建议使用 pH 值中性的婴儿专用产品，最好是油质、不含香料以及类固醇的产品。对于新用的护臀产品，建议先给宝宝在局部皮肤上试用几天，避免出现过敏的可能。而且涂抹护臀霜需掌握适量的原则，不宜过多也不宜过薄，涂抹的次数以及每次的剂量都需要严格按照说明书进行。

③合理用药

如果宝宝臀部的红斑已经进一步扩散，甚至扩散到腹股沟以及臀沟处，且皮损开始存在浸润感并出现皮屑，说明情况已经达到比较严重的程度，此时建议及时带宝宝去专业的医疗结构就诊。

3.长痱子

夏季是宝宝皮肤问题高发的季节，其中最让宝妈宝爸困扰的问题当数痱子了。那么，痱子是如何形成的呢？

痱子是皮肤在高温闷热环境中出汗过多，又无法很快蒸发，导致排汗口堵塞，汗液无法外排，只能渗入周围组织，所引起的皮肤炎症。主要表现为针尖至针头大小的半透明浅表性小水疱，或者圆而尖的针头大小的密集丘疹或者丘疱疹，周围可见到红晕，一般发生在出汗较多的部位。

那么，该如何有效预防和治疗宝宝长的痱子呢？

（1）尽量使宝宝待在凉爽的环境中，保持皮肤干爽，一般痱子就会慢慢消失。

（2）勤洗澡，保持宝宝皮肤的清洁能够减少皮肤表面上的细菌以及炎症的发生。同时，可以剪短宝宝的指甲，来避免宝宝搔抓弄破皮肤引起的感染。

（3）症状较轻时，可选择外用炉甘石洗剂收敛止痒，洗澡擦干后可以在出汗较多的地方涂抹痱子粉或者爽身粉，但在大量出汗的部位建议不要涂抹，因为粉很容易在皮肤表面结块，堵塞毛孔和汗腺，加重症状。

（4）如果痒痛严重，甚至出现液体渗出，则要及时带宝宝去专业医院的皮肤科就诊。

第六节　警惕手部"寻常疣"！它可能破坏指甲

寻常疣，俗称"瘊子"，常发生于手足，由于其具有极强的传染性且异常顽固，常由一颗变为多颗，尽管不是什么大病，但仍需重视并及时治疗。

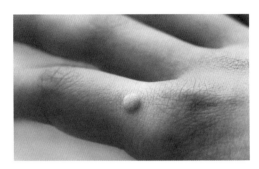

疣

寻常疣是人体感染人乳头瘤病毒 HPV1、HPV2 或 HPV4 引发的皮肤赘生物，多发生在儿童和青年，初起为针尖大小的丘疹，逐渐扩大至豌豆大小甚至更大，呈圆形或者多角形，表面粗糙，角质明显，质坚硬，呈灰黄、污黄或污褐色，疾病继续进展可呈乳头瘤样增殖，摩擦或者撞击易致出血。该病为慢性病程，一般无自觉症状，偶有压痛。

手部的寻常疣经常长在指甲的边缘，表现为单纯性角化，待侵及皮肤时才出现典型赘疣状损害。若向甲下蔓延，会使甲掀起，破坏甲的生长，导致甲裂口、疼痛以及继发感染。

因此，发生在手部甚至指甲周围的寻常疣一定要及时前往医院皮肤科就诊，并进行治疗，一般常见的治疗方法是液氮冷冻以及二氧化碳激光治疗。

第七节　关于"牛皮癣"，这些问题你一定要知道

"牛皮癣"是一种民间说法，它在医学上有专业的名称——银屑病，是一种易复发的慢性炎症性皮肤疾病，其类型多样，最常见的为慢性斑块型银屑病，

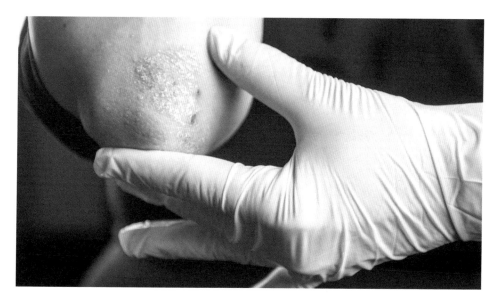

银屑病

一般初起表现为炎性红色丘疹，约粟粒至绿豆大小，后逐渐扩大或者融合成为棕红色斑块，边界清楚，周围有炎性红晕，基底浸润明显，表面覆盖多层干燥的灰白色或者银白色鳞屑，可局限于一处也可弥漫全身。某些银屑病患者由于求医心切，常被路边小广告或者民间江湖郎中所误导，以至于在治疗过程中走了不少弯路。因此，当发现有典型的皮损表现时，一定要去正规医院的皮肤科进行专业的诊治。

为了纠正大家对于银屑病认识的诸多误解，下面，就让编者带大家正确认识银屑病。

1. "牛皮癣"会传染吗？

答案是显而易见的，"牛皮癣"不会传染。此"癣"非彼"癣"，银屑病并不是由于传染性病原体引起的，因此本身不具备传染性。因此，大家在生活中遇到银屑病患者无需刻意躲避或者远离。

2.银屑病只是单纯的皮肤疾病吗？

如上所述，银屑病是一种容易复发的慢性炎症性皮肤疾病，皮肤是最常见也是最直观的受累部位。此外，超过 40% 的银屑病患者会出现银屑病性关节炎，如果诊治不及时，病变发展到后期，关节甚至会出现不可逆的损害。与银屑病有关的其他疾病还包括抑郁症、炎症性肠病、代谢异常性疾病等，因此，患上银屑病需要及时积极地治疗，才能尽可能规避这些不良后果。

3.银屑病能根治吗？

银屑病只能控制，不能根治。目前，全世界的药物无论是传统用药如甲氨蝶呤、阿维 A 等，还是近几年比较火热的生物制剂，都只能控制银屑病的症状，减少复发，并不能根治。

4.银屑病患者在生活中应该如何避免复发？

（1）保持规律的生活习惯，保证充足的睡眠，平时保持心情舒畅、情绪稳定，否则可能影响机体的免疫功能，诱发或者加重银屑病。

（2）饮食方面忌烟、酒，多吃新鲜蔬菜水果，尽量少吃辛辣刺激性食物，以免加重银屑病的瘙痒症状。

（3）提高免疫力，谨防感冒，感染是诱发或者加重银屑病的一个重要因素。

（4）注意平时皮肤护理，切勿搔抓、烫洗皮肤，尽量避免皮肤外伤、感染以及晒伤等因素，加强皮肤保湿。

（5）药物也是诱发或者加重银屑病的一个因素，因此，新用某一类药物之前最好咨询皮肤科医生，进行相应的风险评估。

（6）紫外线照射的确是治疗银屑病的方法之一，但也不能过度。

（7）加强运动，减轻体重，肥胖人群发生银屑病关节炎的可能性更大，此外，肥胖也会减弱银屑病药物的功效。

5.如何选择适合自己的银屑病治疗方案?

（1）根据严重程度、类型以及受累部位选择合适的治疗方案

银屑病根据受累面积，可分为轻、中、重度，不同程度银屑病的治疗方案也不同。通常轻度银屑病患者占大多数，治疗主要依靠外用药物或者联合光疗等；而对于中、重度银屑病则需要进行联合治疗。对于不同类型以及不同部位的银屑病，也需采取不同的治疗。至于评判银屑病的严重程度、类型，则需要由专业皮肤科医生完成。

（2）注重联合治疗

银屑病的治疗包括口服药物、外用药物以及物理治疗等，临床上常用口服药物与外用药物结合、外用药物与光疗结合等联合治疗银屑病，联合治疗的疗效往往优于单一方法治疗。

（3）注重巩固治疗

即使银屑病病情得到了控制，仍需要进行巩固治疗。巩固治疗的目的是防止短期内复发，防止病情反扑，减轻患者的负担和困扰。巩固治疗需遵从医嘱，切不可随意中断。

（4）顾及经济承受能力

尽管现在生物靶向治疗成为银屑病治疗的热点，但依然不能忽视或者取代传统治疗。虽然生物治疗的疗效较好，但是其昂贵的价格依然是寻常老百姓无法接受的重要理由，而传统治疗的价格一般比较亲民，并且也有比较良好的治

疗效果。因此，银屑病患者可以根据自己的经济状况和医生进行讨论，选择一个适合自己，性价比相对较高的治疗方案。

（5）银屑病的生物制剂治疗

作为一种易复发的慢性炎症性皮肤疾病，银屑病可能会持续终生，而且可能随病程进展而出现病情加重的情况。全身大面积的皮疹也会严重影响患者的生活质量，可能伴有关节症状导致常规治疗效果不佳，长期口服甲氨蝶呤、环孢素、阿维A胶囊，进行光疗等不但可能导致耐药反应，还可能影响多种脏器功能，出现严重的不良反应。

目前，针对多种细胞因子的单抗类生物制剂相继应用于银屑病的临床治疗中，表现出了良好的效果和安全性，已经逐渐被临床医生和患者所接受。生物制剂主要具有以下优点：①起效更快、疗效更好、效果持续时间长，最快4周即可缓解，部分人可完全缓解，持续用药可以长时间改善，目前已有的数据表明可以达到持续5年的改善。②更安全、不良反应更少，主要的不良反应是局部注射反应，比如红肿、瘙痒或疼痛等；仍存在感染风险，不同生物制剂发生感染的类型略有不同，但其发生率较传统药物明显下降。③特殊部位或特殊类型银屑病效果更佳，对于头皮、生殖器部位、掌跖、甲等部位的银屑病，以及关节型银屑病的效果更好。

常用的生物制剂主要分为以下几类：①肿瘤坏死因子 α 抑制剂，包括依那西普、英夫利昔单抗、阿达木单抗等；②白介素12/23拮抗剂，如乌司奴单抗等；③白介素17A单抗，如司库奇尤单抗、依奇珠单抗等。

生物制剂的使用确实是一笔不小的花费，但目前生物制剂竞争激烈，多种类型的生物制剂，包括很多进口或国产品牌已应用于临床，没有一家独大的情况，因此，生物制剂的价格已经明显下降，大部分地区还可以用医保报销，相比以前具有一定的优势。因此，银屑病患者可以根据自己的经济情况、疾病严重程度和医生讨论，做出合理的选择。

此外，需要注意的是，中国人乙肝或结核的发病率较高，具有较大的人口基数，生物制剂可能会激发相关的潜伏感染，在治疗前、治疗中需进行乙肝和结核的筛查，同时也要注意监测是否有HIV、梅毒、真菌感染，定期检查血常规、肝肾功能等。

（6）总结

银屑病患者的治疗方案需根据具体情况具体分析，在专业皮肤科医生的指导下，做出合理的选择，并在治疗过程中逐步探索合适的治疗方案，以实现个性化的治疗。

图书在版编目（CIP）数据

樊哥聊皮肤 : 皮肤科医生的护肤课堂 / 樊一斌主编
. -- 上海 : 同济大学出版社 , 2022.7
ISBN 978-7-5765-0237-4

Ⅰ . ①樊… Ⅱ . ①樊… Ⅲ . ①美容术 Ⅳ . ① R625

中国版本图书馆 CIP 数据核字 (2022) 第 095432 号

樊哥聊皮肤：皮肤科医生的护肤课堂

樊一斌　主编

责任编辑　罗　琳
助理编辑　朱涧超
责任校对　徐逢乔
装帧设计　张　微

出版发行　同济大学出版社 www.tongjipress.com.cn
　　　　　（地址：上海市四平路 1239 号　邮编：200092
　　　　　电话：021–65985622）
经　　销　全国新华书店
印　　刷　浙江广育爱多印务有限公司
开　　本　710mm×1000mm　1/16
印　　张　14.75
字　　数　295 000
版　　次　2022 年 7 月第 1 版　2022 年 7 月第 1 次印刷
书　　号　ISBN 978-7-5765-0237-4
定　　价　79.00 元